PREVENIR EL CÁNCER COLORRECTAL

Una guía completa para el diagnóstico, el tratamiento y más.

Stella O. Maurice

OBTENGA ACCESO A MÁS LIBROS MÍ

TABLA DE CONTENIDO

INTRODUCCIÓN

"Brooke es la personificación del vigor y la salud. Rezuma gracia y felicidad. Brooke adora la naturaleza. Vive en un barrio urbano remoto que le permite poseer un jardín. Una mujer de cincuenta y dos años, dedicó sus días a cuidar su floreciente jardín y dar tranquilos paseos por su ciudad. Para Brooke, la idea del cáncer era simplemente un chisme, algo que le pasaba a otras personas pero no a ella.

Brooke siempre había sentido una gran satisfacción con su dieta saludable y su ajetreado estilo de vida. Mantiene un animado círculo social y es conocida como la experta en nutrición de la ciudad. Abundaban las verduras frescas de su jardín y se las daba generosamente a amigos y vecinos.

La vida jugó su carta cuando Brooke comenzó a experimentar cambios inexplicables en su salud. Comenzó a experimentar agotamiento continuo, pérdida de peso inexplicable y malestar estomacal. Primero pensó que estas sensaciones podrían ser causadas por el estrés, el envejecimiento o alguna que otra dolencia gastrointestinal. Pero el cáncer colorrectal fue lo último en lo que pensó, lo cual era comprensible dado que la enfermedad compartía síntomas con otras enfermedades.

Brooke habría continuado con sus predicciones si no fuera por Sarah, su amiga más cercana, que siguió empujándola hasta que aceptó visitar el hospital.

El pronóstico fue inesperado. La noticia inesperada que Brooke nunca anticipó escuchar cuando estaba sentada en el consultorio de su médico fue: "Tienes cáncer colorrectal". Su mundo cambió irreparablemente, la habitación pareció dar vueltas y la palabra "rumores" adquirió un nuevo significado.

Su primera respuesta fue de incredulidad y rabia. Había dedicado su vida a la salud y el bienestar; ¿Cómo pudo haberle pasado esto?".

¿Qué es el cáncer colorrectal?

El colon y el recto son las dos porciones que forman el intestino grueso en el sistema digestivo. El colon, la primera porción del intestino grueso, es donde se absorben el agua y los nutrientes. Los desechos sólidos eventualmente se depositan en el recto, la última región, antes de salir del cuerpo por el ano.

El término "cáncer de colon" o "cáncer colorrectal" se refiere a las células que crecen de manera incontrolable e inadecuada y que recubren el colon y el recto. Aunque este cáncer puede originarse en cualquiera de las dos partes, la mayoría comienza como tumores silenciosos en el colon. Hasta que estos tumores crezcan, pueden crecer lentamente y no mostrar síntomas.

El recto o el colon pueden verse afectados por el cáncer de colon, a veces denominado cáncer colorrectal. Ocurre cuando las células normales que recubren el colon o el recto comienzan a proliferar o alterarse sin control. Como resultado, se convierten en bultos conocidos como tumores. Estos tumores pueden ser inicialmente inofensivos. Esto indica que, si bien el tumor puede crecer, no se desplazará a otras regiones del colon y probablemente no causará ningún problema. Por otro lado, los tumores pueden convertirse en malignidades si no se detectan y tratan rápidamente.

Un tumor se considera maligno una vez que desarrolla cáncer. Para complicar más las cosas, un tumor maligno tiene el potencial de crecer y extenderse a otras partes del cuerpo.

Por lo general, un tumor que no es canceroso tarda años en manifestarse antes de volverse canceroso. Sin embargo, en ocasiones los tumores benignos pueden volverse malignos en cuestión de meses o años. Por esta razón, la detección sistemática del cáncer de colon es crucial.

Collins no era ajeno a la sombra del cáncer colorrectal. Para él, no era sólo una enfermedad potencialmente mortal, sino una dolencia que le condenaba a cadena perpetua. Después de haber perdido a su abuelo a causa del cáncer colorrectal a los 64 años y a su padre amante del alcohol a los 51, se dio cuenta de que era hora de tomar control de su salud y enfrentarse a este difícil oponente cuando se acercaba a los cuarenta y tantos.

Collins creció viendo a su abuelo languidecer por el dolor que le infligió el cáncer colorrectal. También vio a su padre luchar a causa del cáncer colorrectal. Aunque no sabía mucho sobre otros miembros de su familia, sabía que la célula cancerosa colorrectal era genética en su familia. Ver a su padre y a su abuelo luchar sirvió como un recordatorio aleccionador de su posible futuro, así como una advertencia.

Estos antecedentes familiares le dieron a Collins la motivación para comprometerse firmemente con la detección del cáncer colorrectal. Habló con un asesor genético, quien verificó su tendencia hereditaria. Equipado con este conocimiento, comenzó exámenes de rutina mucho antes de la edad sugerida, realizándose colonoscopias y pruebas genéticas para mejorar la precisión de su evaluación de riesgos.

Collins recibió noticias sombrías cuando obtuvo los resultados de uno de sus exámenes. Tenía un pólipo precanceroso que podría haber progresado a malignidad si no se hubiera recibido tratamiento. Sin embargo, debido a su atención al detalle, el pólipo fue extirpado durante la colonoscopia, lo que

posiblemente evitó un pronóstico nefasto.

A nivel mundial, la incidencia del cáncer colorrectal está aumentando, pero se cree que la detección temprana aumenta las posibilidades de cura. Por lo tanto, la detección temprana es crucial. Está bien establecido que los pacientes con tumores cancerosos confinados, o aquellos cuyo cáncer se detectó tempranamente, tienen una mayor tasa de supervivencia a cinco años para los casos de cáncer colorrectal que aquellos cuyo cáncer se ha diseminado. Específicamente, la tasa de supervivencia a 5 años para el cáncer colorrectal en sus primeras etapas es del 90% o más, lo que significa que las personas con este cáncer tienen una probabilidad muy alta de sobrevivir si reciben un diagnóstico temprano.

Alcance del libro

El cáncer colorrectal representa una grave amenaza para millones de personas en todo el mundo. Sin embargo, hay esperanza a pesar de la propagación generalizada de la enfermedad: esperanza en el método de prevención. "Prevención del cáncer colorrectal" es un libro informativo y completo que explora las profundidades de esta enfermedad furtiva, brindando conocimientos y métodos invaluables para permitir que las personas se hagan cargo de su salud y reduzcan el riesgo de cáncer de colon.

Para las personas que desean comprender el alcance del cáncer colorrectal y las numerosas variables que influyen en su crecimiento, este libro es una mina de oro de información. Comienza descifrando la compleja naturaleza del cáncer colorrectal y aclarando cualquier confusión sobre sus causas subyacentes, predisposiciones hereditarias y factores ambientales. Los lectores comprenderán los matices de la enfermedad a través de un lenguaje sencillo y comprensible, allanando el camino para una toma de decisiones bien informada.

"Prevención del cáncer colorrectal" examina una variedad de estrategias preventivas, que van desde opciones dietéticas y de estilo de vida hasta métodos de detección temprana e iniciativas de detección, que van más allá de la simple concienciación. Ofrece consejos factibles sobre cómo llevar un estilo de vida saludable, respaldados por investigaciones, que incluyen sugerencias dietéticas, horarios de acondicionamiento físico y técnicas de reducción del estrés.

Además, el libro proporciona a los lectores herramientas útiles para la autoevaluación, permitiéndoles reconocer sus factores de riesgo particulares y decidir cuándo y cómo realizar pruebas de detección y seguimiento. También cubre los desarrollos más recientes en tecnologías de diagnóstico y la importancia de los exámenes de rutina para identificar posibles problemas desde el principio.

En "Prevención del cáncer colorrectal" se puede encontrar una gran cantidad de información, inspiración y consejos útiles, todos los cuales están orientados a aliviar la carga de esta difícil enfermedad. Sirve como guía para las personas que esperan abrirse camino en el confuso mundo de la prevención del cáncer colorrectal y hacia un futuro saludable y libre de cáncer.

CAPÍTULO 1

Estructura del colon y el recto

El intestino grueso incluye el colon, el recto y el ano. En las últimas etapas del paso de los alimentos a través del sistema digestivo, todo continúa como un tubo largo que se origina en el intestino delgado.

El tracto gastrointestinal (GI), que es un canal largo en forma de tubo por el que pasan los alimentos en el sistema digestivo, termina en el intestino grueso. Los desechos de comida salen del cuerpo a través del canal anal, que es donde terminan después de salir del intestino delgado. Los desechos de alimentos se convierten en excrementos, se almacenan y finalmente se excretan en el intestino grueso, también conocido como intestino grueso. El colon, el recto y el ano forman parte de él. El término "colon" también puede referirse a la totalidad del intestino grueso.

Aunque el intestino grueso es un tubo único y largo, en diferentes secciones del mismo ocurren varios procesos. El colon, el recto y el ano son sus tres secciones. Hay más divisiones dentro del colon. El ciego es el punto de entrada, que mide aproximadamente seis pulgadas de largo. El colon ascendente (que viaja hacia arriba), el colon transverso (que viaja hacia la izquierda), el colon descendente (que viaja hacia abajo) y el colon sigmoide (que regresa hacia la derecha) comprenden los segmentos restantes del colon. .

Los individuos tienen divisiones mentales variadas del intestino grueso porque no existe una división física entre los segmentos. Para algunos, el intestino grueso es todo el tracto digestivo menos el ano. El colon, el recto y el ciego también se conocen como las tres secciones del intestino grueso. Alternativamente, pueden referirse a él como colon, aunque se refieren al recto, el ciego y la parte restante del colon.

Función del colon

Cuando el intestino grueso recibe alimentos del intestino delgado, los alimentos han pasado por el proceso digestivo, se han licuado y la mayoría de sus nutrientes han sido absorbidos. Los restos de comida deben deshidratarse en el colon para que se conviertan en heces. Lo logra absorbiendo progresivamente electrolitos y agua mientras su sistema muscular empuja los desechos hacia adelante. Mientras tanto, la parte química de la digestión la completan las bacterias que residen en el colon y se alimentan de los desechos para descomponerlos aún más.

ciego

El comienzo del colon se llama ciego. La válvula ileocecal, un pequeño tubo en el costado del ciego, permite que el intestino delgado se alimente, razón por la cual el extremo del ciego está realmente cerrado como una bolsa. La parte más ancha del intestino grueso se encuentra en esta bolsa, que son las primeras seis pulgadas del colon. Esta es el área de retención donde los alimentos ingresan al intestino grueso desde el intestino delgado. Las contracciones musculares del colon comienzan cuando el ciego se llena.

Colon

Los alimentos se mueven cuesta arriba a través del colon transverso y finalmente hacia los lados a través del colon ascendente. El intestino delgado está enrollado internamente y está enmarcado por estos segmentos. Los desechos dietéticos que ingresan al colon descendente son principalmente sólidos, ya que el agua y los electrolitos sobrantes se absorben en el colon ascendente y transverso. Cuando los desechos de comida se secan, el colon secreta moco para unirlos y lubricarlos para que pasen más fácilmente.

Al igual que el intestino delgado, el intestino grueso utiliza contracciones musculares periódicas para empujar los alimentos hacia adelante y al mismo tiempo los agita contra su revestimiento mucoso. Sin embargo, el intestino largo procesa este material a un ritmo de aproximadamente 24 horas. Aquí también se produce la digestión, aunque no con la ayuda de enzimas como ocurría en el intestino delgado. Aquí, las bacterias intestinales beneficiosas descomponen los carbohidratos residuales para crear vitaminas esenciales (B y K), que luego se absorben a través de la mucosa. Requiere más tiempo.

Función del recto

Bien

Los desechos de comida parecen heces normales cuando llegan al recto a través del colon sigmoide. Ahora bien, los excrementos se componen de agua, mocos y restos no digeribles que se han desprendido de la mucosa intestinal. Aproximadamente 5 onzas de las 16 onzas de alimento líquido que ingresaron al intestino grueso todavía estarían en forma de excremento. La necesidad de orinar se desencadena cuando las heces ingresan al recto. Los movimientos musculares masivos del colon continúan naturalmente de esta manera.

Ano

El canal por el que saldrán los excrementos del cuerpo se llama ano. Un esfínter muscular lo cierra a cada lado. El esfínter interno en el interior libera productos de desecho automáticamente. Cuando llegue el momento, podrás liberar la caca mediante el control del esfínter externo. El esfínter interno se relaja en respuesta a señales nerviosas cuando las heces en el recto provocan la necesidad de defecar.

El papel del colon y el recto en el sistema digestivo

Además de sus numerosas otras funciones, el colon es esencial tanto para la digestión como para la eliminación de desechos. Los cinco componentes del colon endurecen las heces, recolectan nutrientes y agua y transportan materiales de desecho hacia el recto.

La mayoría de las bacterias del intestino, que ayudan en la digestión de sustancias que el cuerpo no puede procesar por sí solo, también se encuentran en el colon.

El recto y el colon eliminan los desechos del cuerpo, producen y almacenan heces y recogen agua y algunos nutrientes de los alimentos y bebidas que consumimos.

Los alimentos parcialmente descompuestos o procesados ingresan al colon desde el intestino delgado. Para pasar los alimentos a través del colon y el recto, ciertas partes del colon se contraen y relajan. Nos referimos a este movimiento como peristaltismo.

Los microorganismos del colon descomponen los alimentos en partículas más pequeñas. El agua y ciertos nutrientes son absorbidos por la capa interna de la mucosa, conocida como epitelio. Se crean heces semisólidas a partir de los desechos líquidos que todavía están presentes en el colon.

El moco producido por la mucosa facilita el paso de las heces a través del colon y el recto. Se absorbe más agua de las heces a medida que pasan por el colon, lo que lo hace más sólido.

Las heces viajan desde el colon hasta el recto. El recto sirve como cavidad de retención de las heces. El recto empuja las heces a través del ano y fuera del cuerpo cuando está lleno.

CAPITULO 2

Síntomas y signos de cáncer colorrectal

Si bien puede haber algunos indicadores de alerta temprana, los síntomas del cáncer colorrectal pueden ser leves o inexistentes en las primeras etapas de la enfermedad. Es posible que los síntomas del cáncer colorrectal no aparezcan hasta que la enfermedad haya avanzado a la etapa 2 o superior.

La mayoría de los síntomas del cáncer colorrectal también están presentes en otras afecciones menos peligrosas, como hemorroides, infecciones, síndrome inflamatorio del intestino y síndrome del intestino irritable. Debido a esto, es sencillo descartarla como otra enfermedad menos grave. No obstante, es fundamental prestar a estos síntomas la consideración que requieren.

Los primeros indicadores de alerta del cáncer colorrectal en sus primeras etapas pueden incluir una pérdida abrupta de peso y/o heces diminutas en forma de cinta. Otros signos tempranos típicos de cáncer colorrectal incluyen los siguientes:

1. Cambios en la forma, color y textura de las heces

La forma, el color y la textura de las heces pueden cambiar notablemente si tiene cáncer de colon. Las heces tienen una textura fina y suave y tienden a parecerse a una cinta. También podría parecer algo negro.

2. Tener problemas para defecar

Defecar también puede resultarle difícil, incluso cuando tenga ganas de ir al baño. También puede notar un cambio en sus hábitos intestinales. Estos podrían manifestarse como incontinencia intestinal, estreñimiento, constricción de las heces y evacuación incompleta.

3. Sangrado rectal

Las llagas abiertas pueden ser el resultado del cáncer de colon, que daña las paredes del colon. Sigue el sangrado rectal, que puede ser de leve a grave (y durar períodos prolongados).

4. Sangre en las heces

Uno de los síntomas más típicos del cáncer de colon es el sangrado rectal. Los excrementos manchados de sangre pueden ocurrir cuando la sangre y las heces se combinan en el recto. Otras dolencias como hemorroides, fisuras, enfermedad de Crohn y hemorragias en el tracto digestivo también podrían ser la causa de esto.

5. Anemia misteriosa

Uno de los síntomas de la anemia es un recuento bajo de glóbulos rojos. El oxígeno es transportado por todo el cuerpo mediante los glóbulos rojos. El sangrado rectal prolongado y severo puede ser el resultado del cáncer de colon. Con el tiempo, puede provocar una pérdida considerable de sangre, lo que provocaría anemia.

6. Dolor en el abdomen o pelvis.

Uno de los primeros y más frecuentes síntomas del cáncer de colon es el dolor abdominal. Los calambres constantes y la acumulación de gases también son posibles efectos secundarios.

7. Perder peso

Los compuestos tóxicos liberados por las células cancerosas con frecuencia alteran el tracto digestivo y alteran el proceso mediante el cual los alimentos se transforman en energía. Esto frecuentemente conduce a una pérdida de peso involuntaria e inexplicable. Es obvio que algo anda muy mal si, dentro de seis meses, pierdes involuntariamente el cinco por ciento o más de tu peso corporal.

8. Indigestión

Una de las alteraciones típicas en las deposiciones en pacientes con cáncer de colon es el estreñimiento. Una persona con cáncer de colon puede experimentar menos de tres deposiciones semanales.

9. Diarrea

A diferencia del estreñimiento, la diarrea (heces regulares y muy blandas) también puede ser causada por cáncer de colon. Ciertos alimentos tienen el potencial de exacerbar la afección. En esta situación, se recomienda consumir alimentos ricos en fibra soluble, como avena, arroz blanco y plátanos maduros. Para reponer los líquidos perdidos y evitar la deshidratación, consuma una cantidad adecuada de agua.

10. Vómitos

Los tumores que restringen el intestino e impiden el paso de alimentos y desechos pueden desarrollarse como resultado del cáncer de colon. Esto frecuentemente causa náuseas y vómitos, impide comer y ayuda a perder peso.

Los signos iniciales del cáncer de colon son menores, pero empeoran con el tiempo. Algunos de estos síntomas no aparecen hasta que el cáncer lleva ahí un tiempo. Además, algunos de estos síntomas son frecuentes y moderados, por lo que es fácil confundirlos con dolor o malestar transitorio. Por ejemplo, muchas personas no piensan mucho en los dolores de estómago leves ni notan cambios en las heces.

Afortunadamente, el cáncer de colon se encuentra entre los tipos de cáncer más curables (y evitables). Cuando se detecta y trata en una etapa localizada, la enfermedad tiene una tasa de supervivencia del 91%. Tan pronto como observe estos u otros síntomas relacionados con el cáncer de colon, debe programar una cita con un médico. Por lo tanto, tan pronto como note un dolor de estómago inusual y otros signos como sangre en las heces, debe llamar a su médico.

También se recomiendan pruebas periódicas de detección del cáncer para detectar diversos trastornos, incluido el cáncer de colon. En particular, si hay antecedentes familiares de cáncer de colon, se recomiendan exámenes de detección de rutina.

CAPÍTULO 3

Causas y factores de riesgo del cáncer colorrectal

El cáncer colorrectal surge de mutaciones en el ADN de las células del colon o del recto que pueden afectar su capacidad para regular el crecimiento y la división. Estas células mutantes frecuentemente mueren o son atacadas por el sistema inmunológico. Sin embargo, ciertas células mutantes pueden evadir el sistema inmunológico, proliferar sin control y convertirse en un tumor en el recto o el colon.

Aunque se desconoce el origen preciso del cáncer colorrectal, existe evidencia sólida que vincula varios factores de riesgo con una mayor probabilidad de que se desarrolle la enfermedad. Tiene cierto control sobre la mayoría de las variables de riesgo, pero no sobre todas. Las siguientes son algunas de las razones del cáncer colorrectal:

Cambios hereditarios en los genes.

Cuando se producen alteraciones del ADN en las células del colon o del recto, se produce cáncer de colon. Ciertas alteraciones genéticas están relacionadas con enfermedades colorrectales específicas. Es más probable que ocurra cáncer de colon si se heredan genes que contienen tales alteraciones. Los dos cánceres colorrectales hereditarios más prevalentes son la poliposis adenomatosa familiar (PAF) y el síndrome de Lynch. La mayoría de los casos de cáncer colorrectal ocurren en personas sin antecedentes familiares de la enfermedad. Sin embargo, hasta 1/3 de quienes padecen cáncer colorrectal tienen familiares que ya han padecido la enfermedad.

Las personas que tienen un familiar de primer grado (padre, hermano o hijo) con antecedentes de cáncer colorrectal son más vulnerables. Si más de un familiar de primer grado se ve afectado o si el diagnóstico de cáncer del familiar se produjo antes de los 50 años, el riesgo es aún mayor.

En ciertos casos, las causas del mayor riesgo no están claras. Debido a genes heredados, condiciones ambientales comunes o una combinación de estas, los cánceres pueden ser hereditarios.

Una mayor probabilidad de cáncer de colon también se asocia con antecedentes familiares de pólipos adenomatosos. Los pólipos que tienen el potencial de convertirse en cáncer se conocen como pólipos adenomatosos. Pregúntele a su médico si debe comenzar a realizar pruebas de detección de cáncer colorrectal o pólipos adenomatosos antes de los 45 años si tiene antecedentes familiares de cualquiera de las afecciones. Informar a sus familiares cercanos sobre cualquier antecedente de pólipos adenomatosos o cáncer colorrectal les ayudará a informar a sus médicos y comenzar a realizar pruebas de detección a la edad adecuada.

Edad

Si bien el diagnóstico de cáncer de colon puede ocurrir a cualquier edad, la probabilidad aumenta con la edad. Aunque puede afectar a personas más jóvenes, es mucho más común después de los 50 años. La incertidumbre rodea el motivo detrás del aumento de los casos de cáncer colorrectal entre los menores de 50 años.

Raza y etnia

Su origen étnico y racial son otro factor de riesgo incontrolable. Los afroamericanos no hispanos en los EE. UU. tienen el mayor riesgo de desarrollar cáncer colorrectal y fallecer a causa de él. Además, los judíos asquenazíes, que son judíos de ascendencia de Europa del Este, tienen una de las tasas más altas de cáncer colorrectal de cualquier grupo étnico en todo el mundo.

Historia de pólipos o cáncer

Tiene mayores posibilidades de volver a desarrollar cáncer colorrectal si ha tenido pólipos o un diagnóstico previo de la enfermedad. Usted tiene más probabilidades de padecer cáncer colorrectal si tiene antecedentes de pólipos adenomatosos o adenomas. Esto es particularmente cierto en los casos en que hay muchos pólipos grandes o si alguno de ellos presenta displasia.

Incluso si le extirparon el cáncer colorrectal, usted todavía corre el riesgo de desarrollar nuevas neoplasias malignas en otras áreas del colon y el recto. Si tuvo su primer caso de cáncer colorrectal cuando era más joven, sus probabilidades de que esto vuelva a ocurrir son mayores.

Condiciones médicas específicas

Existe evidencia que vincula ciertas condiciones médicas con un mayor riesgo de cáncer colorrectal. Entre ellas se encuentran la diabetes tipo 2 y la enfermedad inflamatoria intestinal (EII), que incluye la enfermedad de Crohn y la colitis ulcerosa. La inflamación prolongada del colon es un síntoma de la enfermedad inflamatoria intestinal (EII). Las personas con EII crónica, especialmente aquellas que no reciben tratamiento, pueden experimentar displasia. La palabra "displasia" se refiere a células de apariencia anormal en el colon o el recto que no son cancerosas. Con el tiempo, pueden transformarse en cáncer.

Podría ser necesario que usted comience a hacerse pruebas de detección de cáncer colorrectal a una edad más temprana y que se haga pruebas de detección con mayor frecuencia si tiene EII.

A diferencia del síndrome del intestino irritable (SII), que no parece aumentar el riesgo de cáncer colorrectal, la enfermedad inflamatoria intestinal (EII) requiere atención médica.

Las personas que tienen diabetes tipo 2, que normalmente no depende de la insulina, tienen más probabilidades de desarrollar cáncer colorrectal.

Algunos de los factores de riesgo de diabetes tipo 2 y cáncer colorrectal son similares (p. ej., sobrepeso e inactividad física). Sin embargo, el riesgo sigue siendo elevado para las personas con diabetes tipo 2 incluso después de tener en cuenta estas variables. Además, después del diagnóstico, su pronóstico (perspectiva) suele ser menos bueno.

Dieta

Comer mucha carne roja, carnes envasadas y dietas ricas en grasas aumenta el riesgo de cáncer de colon. Cuando se fríe, asa o asa carne a temperaturas extremadamente altas, se producen sustancias químicas que pueden aumentar el riesgo de cáncer. Se desconoce hasta qué punto esto puede aumentar el riesgo de cáncer colorrectal.

Los niveles bajos de vitamina D en sangre también pueden hacerlo más vulnerable. Es probable que el riesgo se reduzca manteniendo una dieta equilibrada que consista principalmente en frutas, verduras, cereales integrales y cantidades mínimas de carnes rojas y procesadas, así como bebidas azucaradas.

Peso

Tu peso es otro elemento que incide en las dietas. Su riesgo de cáncer colorrectal aumenta si tiene sobrepeso u obesidad. La obesidad aumenta las posibilidades de sufrir cáncer de colon y recto en las personas; sin embargo, la asociación parece ser mayor en los hombres. Lograr y mantener un peso saludable puede reducir el riesgo de cáncer colorrectal.

Alcohol

Beber alcohol aumenta el riesgo de cáncer colorrectal, ya sea en cantidades moderadas o excesivas. El consumo moderado a alto de alcohol se ha asociado con el cáncer colorrectal. El consumo moderado a leve de alcohol también se ha relacionado con algunos riesgos. Es recomendable abstenerse de beber. Si alguien decide beber, sólo debe tomar una bebida al día para las mujeres y dos para los hombres. Esto podría derivar de numerosas ventajas para la salud, incluida una reducción del riesgo de ciertos tipos de cáncer.

Consumir tabaco

El consumo de tabaco es uno de los principales factores de riesgo de cáncer. Según American Cancer Research, el cáncer de colon puede ser causado directamente por fumar. Además, el 12% de los casos de cáncer colorrectal en Estados Unidos comparten el rasgo del consumo de tabaco. Los consumidores de tabaco a largo plazo tienen un mayor riesgo de desarrollar y morir de cáncer colorrectal que los no fumadores. Además de ser una causa importante de cáncer de pulmón, fumar también está asociado con otros tipos de cáncer.

Nivel de actividad

Su riesgo de cáncer de colon es mayor si no hace ejercicio con regularidad. Debido a que el cáncer de colon y la inactividad están relacionados, asegurarse de realizar actividad física con regularidad puede reducir significativamente el riesgo de cáncer colorrectal.

Medicación preventiva

Si bien es normal consumir medicamentos para otras afecciones médicas, hacerlo podría ponerlo en riesgo. Para aquellos menores de 70 años que gozan de buena salud, esto es particularmente cierto cuando se toman medicamentos antiinflamatorios no esteroides (AINE) durante un período prolongado.

Las investigaciones han indicado que los hombres que sobreviven al cáncer testicular parecen tener más probabilidades de desarrollar cáncer colorrectal, así como algunos otros cánceres. Esto podría ser el resultado de las terapias que han recibido, como la radioterapia.

Dado que la radioterapia implica cierta exposición a la radiación en el recto, varios estudios han sugerido que los hombres que se han sometido a radioterapia para el cáncer de próstata pueden tener un mayor riesgo de desarrollar cáncer de recto.

La mayoría de estos estudios se basan en hombres que recibieron radioterapia en las décadas de 1980 y 1990, una época en la que dichos procedimientos eran menos precisos que ahora. Todavía se están realizando investigaciones en esta área, pero no está claro cómo las técnicas de radiación más recientes afectan el riesgo de cáncer de recto.

CAPÍTULO 4

Tipos de cáncer colorrectal

Tipos comunes de cáncer colorrectal

El cáncer colorrectal puede formarse en el colon o en el recto. Podría denominarse cáncer de colon si se origina en el colon. Podría denominarse cáncer de recto si se origina en el recto. Sin embargo, estos tumores tienen mucho en común, independientemente de dónde se originen, por lo que se les conoce colectivamente como cáncer colorrectal.

Las formas típicas de cáncer colorrectal consisten en:

1. Cáncer de adenocarcinoma

El adenocarcinoma es el tipo más prevalente de cáncer colorrectal. El noventa y cinco por ciento de los casos de cáncer colorrectal son causados por adenocarcinomas de colon y recto. El revestimiento del colon o intestino grueso, el recto y el extremo del colon son los sitios de los adenocarcinomas. Con frecuencia comienzan en el revestimiento interior y pasan a diferentes capas.

Los adenocarcinomas se dividen en dos subtipos menos prevalentes:

- **Adenocarcinoma mucinoso:** El moco constituye alrededor del 60% de los adenocarcinomas mucinosos. En comparación con los adenocarcinomas convencionales, las células cancerosas pueden volverse más agresivas y propagarse más rápidamente debido al moco. Entre el diez y el quince por ciento de los adenocarcinomas de recto y colon son adenocarcinomas mucinosos.

- **Adenocarcinoma de células en anillo de sello:** Menos del 1% de los casos de cáncer de colon son adenocarcinomas de células en anillo de sello. El adenocarcinoma de células en anillo de sello, llamado así por su aspecto microscópico, suele ser agresivo y puede plantear mayores desafíos para el tratamiento.

Los siguientes son síntomas típicos del adenocarcinoma colorrectal:

- Dolor y malestar en el abdomen.
- Heces que contienen sangre.
- Alteraciones en los patrones digestivos, como estreñimiento o diarrea.
- Heces finas

☐ Pérdida inesperada de peso.

Para los adenocarcinomas colorrectales, las opciones de tratamiento comunes incluyen:

☐ Quimioterapia

☐ Cirugía

☐ Radioterapia

☐ Terapia dirigida

2. Tumores carcinoides gastrointestinales

Las células neuronales conocidas como células neuroendocrinas, que ayudan a controlar la producción de hormonas, son el lugar de desarrollo del tumor carcinoide. Estos tumores son miembros del grupo de cánceres de tumores neuroendocrinos (NET). El sistema gastrointestinal o los pulmones pueden convertirse en el hogar de células tumorales carcinoides de crecimiento lento. Los tumores carcinoides son responsables de la mitad de todas las neoplasias malignas del intestino delgado y aproximadamente el 1 % de todos los cánceres colorrectales.

El lugar donde crezca el tumor determinará los posibles síntomas. Por lo general, un tumor carcinoide en el apéndice no muestra síntomas hasta que comienza a obstruir el paso desde el apéndice al intestino, momento en el que puede causar fiebre, náuseas y vómitos asociados con la apendicitis.

Se pueden utilizar diversos métodos para detectar tumores carcinoides gastrointestinales, dependiendo de dónde se originen. Por ejemplo, se puede descubrir y extirpar un tumor de apéndice si resulta en apendicitis. Durante los exámenes de detección regulares, se pueden encontrar tumores rectales.

El diagnóstico de tumores carcinoides en el tracto abdominal implica varias pruebas, como endoscopia, colonoscopia, exploraciones por imágenes, análisis de sangre y análisis de orina.

Las opciones de tratamiento para los tumores carcinoides gastrointestinales consisten en:

- Cirugía
- Radioterapia
- Quimioterapia
- Terapia hormonal

Tipos raros de cáncer colorrectal

Menos del 5% de los casos de cáncer colorrectal son causados por otros tipos poco comunes de cáncer colorrectal.

Linfomas colorrectales primarios

Este tipo particular de cáncer colorrectal se desarrolla en las células linfocitarias del sistema linfático. Los glóbulos blancos llamados linfocitos ayudan al cuerpo en la lucha contra las enfermedades. Numerosos órganos del cuerpo, incluidos el bazo, los ganglios linfáticos, la médula ósea, el timo y el tracto digestivo, son susceptibles de desarrollar linfoma. Alrededor del 5 por ciento de los linfomas y el 0,5 por ciento de todos los tumores colorrectales son linfomas colorrectales primarios. Este tipo de cáncer colorrectal es más común en hombres y generalmente se manifiesta más adelante en la vida.

Los posibles síntomas son pérdida de peso inexplicable, indigestión, vómitos, hinchazón, dolor de estómago, diarrea y otros problemas estomacales. El diagnóstico puede requerir endoscopia y biopsia.

Las opciones de tratamiento varían pero podrían incluir:

- Cirugía
- Radioterapia
- Quimioterapia

2. Tumores del estroma gastrointestinal (GIST)

Las células intersticiales de Cajal (ICC), un tipo especial de célula presente en el revestimiento del tracto digestivo, dan lugar a esta forma poco común de cáncer colorrectal. El estómago es donde se forma casi el 50% de los GIST. El recto es el tercer sitio más típico, siendo el intestino delgado el sitio de la mayoría de las demás formaciones de GIST. Los GIST se clasifican como sarcomas o tumores que se originan en los tejidos conectivos, como los tejidos profundos de la piel, la grasa, los músculos, los vasos sanguíneos, los huesos, los nervios y los cartílagos.

Por lo general, estos tumores tardan algún tiempo en agrandarse hasta el punto en que aparecen los síntomas. Por otro lado, pueden provocar hemorragias gastrointestinales. La sangre en el vómito o las deposiciones puede ser una indicación de la ubicación del tumor. El sangrado lento puede eventualmente provocar anemia, una condición que reduce el recuento de glóbulos rojos y produce debilidad y agotamiento.

Los posibles síntomas adicionales incluyen:

- Dolor de estómago
- Abultamiento o masa estomacal
- Náuseas y vómitos
- un poco de apetito
- Pérdida de peso
- Problemas para tragar

Varias pruebas de imágenes, una biopsia, una colonoscopia y una endoscopia son todos pasos posibles en el proceso de diagnóstico.

Si bien algunos GIST más pequeños se pueden tratar con cirugía y terapia dirigida, es posible que otros no requieran atención inmediata.

3. Leiomiosarcoma

El leiomiosarcoma, otro tipo de sarcoma, se define esencialmente como "cáncer de músculo liso". Tres capas del tipo de músculo afectado por el leiomiosarcoma forman el colon y el recto, y todas cooperan para mover los desechos a través del sistema digestivo. Alrededor del 0,1 por ciento de todos los casos de cáncer colorrectal son de este tipo poco común.

Es posible que los leiomiosarcomas en el colon o el recto no muestren ningún síntoma en las primeras etapas. A medida que la enfermedad se propaga, pueden aparecer síntomas como agotamiento, pérdida de peso, sangre en el vómito, cambios en las heces y otros problemas estomacales.

A menudo se utilizan procedimientos de diagnóstico estándar, como biopsia, análisis de sangre y estudios de imágenes.

Por lo general, el primer paso del tratamiento es la cirugía para extirpar el tumor. La quimioterapia y la radioterapia son otras posibilidades terapéuticas.

4. Melanomas

El cáncer de piel y los melanomas están fuertemente relacionados. Pueden originarse en cualquier parte del cuerpo, como el colon o el recto, o pueden extenderse desde el sitio principal del melanoma al tracto gastrointestinal. Los melanomas comprenden del uno al tres por ciento de todas las neoplasias malignas del tracto gastrointestinal. Dado que los melanomas son increíblemente raros, no se sabe nada sobre cómo se forman en el colon. Se puede realizar una biopsia y pruebas adicionales para confirmar el diagnóstico y establecer si el cáncer se originó en el colon o el recto o se diseminó a otras partes del cuerpo.

Las opciones de tratamiento para el melanoma colorrectal podrían ser:

- ☐ Quimioterapia
- ☐ Inmunoterapia
- ☐ Cirugía
- ☐ Radioterapia

5. Carcinoma colorrectal de células escamosas

Aunque es el segundo tipo de cáncer de piel más frecuente, los carcinomas de células escamosas (CCE) son menos comunes en el colon que en la piel. Las células escamosas son un tipo específico de célula que se puede encontrar en todo el cuerpo. Cuando estas células comienzan a crecer sin control y convertirse en cáncer, se conoce como carcinoma de células escamosas. No está claro por qué esto no sucede con mucha frecuencia en el colon y el recto.

Pueden presentarse síntomas similares al adenocarcinoma colorrectal, como problemas estomacales y cambios en las heces o los hábitos intestinales. Para diagnosticar este cáncer, se realiza una colonoscopia junto con otras pruebas. Es fundamental determinar si el cáncer se originó en el colon o el recto o si se trasladó desde otra parte del cuerpo a esta zona. Aunque no existe un tratamiento establecido, las opciones incluyen radiación, quimioterapia y cirugía.

Síndromes asociados al cáncer de colon.

Si una persona supone que tiene una enfermedad hereditaria relacionada con el cáncer colorrectal, podría considerar realizar pruebas genéticas. En las pruebas genéticas, se toma y analiza una muestra de sangre, cabello u otros fluidos corporales del paciente para detectar mutaciones en el ADN asociadas con síndromes hereditarios o cáncer. Además, se le puede recomendar al paciente que comience a realizar pruebas de detección tempranas y se realice colonoscopias de rutina para detectar cáncer colorrectal.

1. Poliposis adenomatosa familiar (PAF)

Aproximadamente el 1% de los cánceres de colon o recto son causados por poliposis adenomatosa familiar (PAF). En pacientes con poliposis adenomatosa familiar (PAF) se pueden desarrollar cientos o miles de pólipos en el colon o el recto.

Dado que la mutación del gen supresor de tumores se hereda con mayor frecuencia, los padres generalmente se verán afectados. Sin embargo, la FAP ocurre espontáneamente en el 25% de los individuos. Dado que este gen normalmente previene la actividad celular anormal, pueden surgir células cancerosas cuando se altera.

Si bien los pólipos pueden aparecer en niños de entre 10 y 12 años, se descubren con mayor frecuencia en adultos jóvenes de entre 20 y 40 años. El cáncer de colon ocurre durante toda la vida de casi todas las personas con esta enfermedad. La detección temprana es esencial si hay antecedentes familiares. Como precaución, el médico podría recomendar una cirugía de colon.

2. Síndrome de Peutz-Jeghers (PJS)

Este trastorno provoca el desarrollo de un hamartoma, un tipo específico de pólipo, en el tracto gastrointestinal. Las mutaciones en un gen específico (STK11) causan este síndrome, que se hereda de los padres. Conlleva una mayor probabilidad de desarrollar cáncer colorrectal además de cáncer de mama, ovario y páncreas. Si el cáncer de colon surge en pacientes con SPJ, normalmente lo hace antes de la edad habitual de aparición.

3. Cáncer colorrectal familiar

Hay ciertas personas cuyos padres portan trastornos genéticos que aumentan su riesgo de cáncer colorrectal. Las mutaciones asociadas con estas enfermedades incluyen aquellas que aumentan el riesgo de desarrollar cáncer. El síndrome de Lynch, la poliposis adenomatosa familiar y otros síndromes poco comunes son algunos ejemplos. El síndrome de Lynch se ha relacionado con entre el 2 y el 4 por ciento de los casos de cáncer de colon o recto.

Las personas que tienen síndrome de Lynch tienen hasta un 50% más de probabilidades de desarrollar cáncer colorrectal a lo largo de su vida. Los portadores del síndrome de Lynch que luego desarrollan cáncer colorrectal generalmente lo hacen a una edad más temprana que el promedio.

4. Poliposis asociada a Mutyh (MAP)

MAP es un trastorno hereditario poco común que provoca crecimientos anormales de tejido, o pólipos, en varias áreas del cuerpo. Si bien la mayoría de los pólipos no son cancerosos, si no se tratan, algunos pueden convertirse en esa enfermedad.

MAP frecuentemente resulta en el crecimiento de varios pólipos en el colon y el recto. Además, se pueden desarrollar pólipos en el estómago y el intestino delgado. El riesgo de cáncer colorrectal es mucho mayor en quienes padecen este síndrome que en quienes no lo padecen. Cuando a los pacientes con MAP se les diagnostica por primera vez, aproximadamente la mitad de ellos también tienen cáncer colorrectal. Aunque algunos se manifiestan antes, la mayoría de estos cánceres ocurren entre las edades de 40 y 60 años. Junto con otros tumores fuera del tracto gastrointestinal (GI), también pueden tener riesgo de cáncer duodenal.

Si se hacen exámenes de detección de cáncer tempranos y frecuentes, muchas personas con MAP pueden esperar vivir una vida normal. La detección y extirpación temprana de los pólipos es fundamental para evitar que se conviertan en cáncer.

5. Fibrosis quística (FQ)

La enfermedad hereditaria conocida como fibrosis quística (FQ) hace que las células de órganos específicos produzcan una mucosidad más pegajosa y espesa de lo habitual. Esto puede provocar problemas de salud, especialmente en el páncreas y los pulmones. Se ha hecho evidente que las personas con fibrosis quística (FQ) son más susceptibles al cáncer colorrectal, que normalmente se manifiesta a una edad mucho más temprana que en personas sanas. Esto se debe a que la mejora de la atención médica ha hecho que las personas con FQ vivan más tiempo. Quienes se han sometido a trasplantes de órganos, como trasplantes de pulmón, tienen un riesgo aún mayor de padecer cáncer colorrectal.

Las mutaciones del gen regulador de la conductancia transmembrana de la fibrosis quística, o CFTR, son la causa de la FQ.

Encontrar familias afectadas por estos trastornos hereditarios es crucial porque muchos de ellos están asociados con el cáncer de colon a una edad temprana y también están asociados con otros cánceres. Los médicos pueden prescribir acciones particulares, incluidas pruebas de detección y otros tratamientos preventivos cuando el paciente es más joven cuando hay una detección temprana.

CAPÍTULO 5

Pruebas de diagnóstico y métodos de detección

El diagnóstico y el tratamiento tempranos hacen que el cáncer de colon sea manejable. Los funcionarios de salud recomiendan que las personas con un riesgo promedio de cáncer colorrectal comiencen las pruebas de detección mediante colonoscopia a los 45 años. Los pacientes deben hablar con sus médicos sobre cuándo comenzar las pruebas de detección si tienen antecedentes familiares de la afección, se les han extirpado pólipos benignos o tiene otros factores de riesgo, incluida la enfermedad inflamatoria intestinal. Es posible que se requiera una colonoscopia para ciertas personas a partir de los 21 años. Las "pruebas en el hogar" son parte del proceso de detección; evalúan sus heces en busca de ADN o sangre del cáncer, lo que puede revelar la presencia de pólipos de colon cancerosos y precancerosos. Además, consta de tres procedimientos exploratorios principales: colonografías por tomografía computarizada, sigmoidoscopias y colonoscopias.

Por lo general, se realiza una sigmoidoscopia cada cinco años, una colonoscopia cada diez años y una prueba de heces cada año. Hablar con su médico sobre el tipo de prueba es la mejor opción.

Examen de heces

Estos exámenes examinan las heces en busca de cualquier indicio de pólipos o cáncer colorrectal. Muchos pacientes consideran que estas pruebas son menos invasivas que otras, como las colonoscopias, porque normalmente se pueden realizar en casa. Pero se requiere una mayor frecuencia de estos exámenes. Hay tres (3) categorías para la prueba de heces:

1. Prueba de sangre oculta en heces a base de guayaco (gFOBT): Esta prueba busca sangre en las heces utilizando el químico guayaco. Su profesional de la salud le proporcionará un kit de prueba para este examen. Utilice un cepillo o un palo para recoger una pequeña cantidad de heces en casa. Las muestras de heces se examinan para detectar la presencia de sangre cuando devuelve el kit de prueba al médico o al laboratorio. Al elegir gFOBT para la detección colorrectal, es posible que le indiquen que se abstenga de realizar lo siguiente antes de esta prueba porque ciertos alimentos y medicamentos pueden alterar los resultados:

i. AINE (medicamentos antiinflamatorios no esteroides), como aspirina, naproxeno (Aleve) o ibuprofeno (Advil), durante siete días antes de la fecha programada para la prueba. (Pueden inducir sangrado, lo que puede provocar un resultado positivo incorrecto de la prueba). Nota: antes de la prueba, las personas deben intentar evitar el uso de AINE para dolores leves. Sin embargo, no deje de tomar estos medicamentos para esta prueba sin consultar primero a su médico si los toma regularmente por problemas cardíacos u otros trastornos.

ii. Consumir más de 250 mg de vitamina C por día a través de suplementos o frutas y jugos de cítricos de tres a siete días antes de la prueba. (Incluso si hay sangre presente, esto puede alterar las sustancias químicas de la prueba y proporcionar un resultado negativo).

iii. Hígado, cordero u otras carnes rojas durante tres días antes del día del examen. (Un resultado positivo de la prueba podría deberse a los componentes sanguíneos de la carne).

La Prueba de Sangre Oculta en Heces a base de Guaiac se realiza anualmente.

2. La Prueba Inmunoquímica Fecal (FIT): FIT, que tiene aproximadamente un 79% de precisión para identificar el cáncer de colon, emplea anticuerpos para encontrar sangre en las heces. Para comenzar, simplemente defeque, recoja un poco de heces y envíelas al laboratorio para su examen. Todo lo necesario está incluido en el kit, incluido un recipiente estéril, un sobre específico para el envío, instrucciones y un hisopo para la recogida de heces. La mayoría de las compañías de seguros cubren FIT, que es fácil de usar y sin inconvenientes. Se lleva a cabo anualmente de la misma manera que un gFOBT. Los pacientes deben repetir la FIT cada año porque es posible que los pólipos no sangren cuando se realiza la prueba y porque la prueba busca cáncer al buscar sangre en las heces. Y aún necesitará una colonoscopia incluso si los resultados de la prueba FIT son positivos.

3. **La prueba FIT-DNA:** A veces llamada prueba de ADN en heces, combina los resultados de la FIT con una prueba adicional para buscar cambios en el ADN en las heces. Para realizar esta prueba, debe recolectar una evacuación intestinal completa y enviarla a un laboratorio donde se examina en busca de sangre y cambios de ADN. Esta prueba se realiza una vez cada tres años.

Sigmoidoscopia flexible

Este examen se utiliza para evaluar el colon o la porción inferior del intestino grueso. El médico inserta un tubo corto, flexible e iluminado en el recto para realizar este examen. El médico puede ver el interior del recto, el colon sigmoide y la mayor parte del colon descendente gracias a una pequeña cámara de vídeo situada en la punta del tubo. El médico examina la parte inferior del colon y el recto en busca de crecimientos cancerosos o pólipos. Durante un examen de sigmoidoscopia flexible, se pueden obtener muestras de tejido (biopsias) a través del endoscopio si es necesario. Una sigmoidoscopia flexible no le brinda al médico una vista completa del colon. Por lo tanto, la sigmoidoscopia flexible por sí sola no puede identificar el cáncer o pequeños grupos de células llamados pólipos que pueden extenderse más hacia el colon y eventualmente convertirse en cáncer. A veces, la sigmoidoscopia es preferible a la colonoscopia porque requiere menos tiempo para prepararse y realizar la prueba. Además, frecuentemente no es necesaria la anestesia. En comparación con la colonoscopia, la sigmoidoscopia conlleva un menor riesgo de lesión directa, como un desgarro en el colon o la pared del recto (perforación).

Nota: Se realiza una sigmoidoscopia flexible cada 5 años, o 10 años si se realiza una FIT anualmente.

Colonoscopia

Esto es comparable a una sigmoidoscopia flexible, con la excepción de que el médico examina todo el colon y el recto en busca de pólipos o cáncer utilizando un tubo más largo, delgado y flexible. La mayoría de los pólipos y ciertas neoplasias malignas pueden ser encontradas y extirpadas por el médico durante el examen. También se realiza una colonoscopia como prueba de seguimiento si se descubre una anomalía durante uno de los otros procedimientos de detección.

Preparándose para la colonoscopia

Uno de los procedimientos médicos más odiados en las listas de tareas pendientes de la gente es la colonoscopia, ya que lo desagradable de la preparación y la prueba en sí es peor que la real.

Inevitablemente, para que los médicos puedan localizar y extirpar pólipos, es necesario un colon limpio, y esto requiere cierta planificación. Los dos aspectos de la preparación de la colonoscopia son la nutrición (dieta) y un tratamiento con laxantes potentes. Aunque parezca difícil, seguir estos seis pasos te lo pondrá fácil:

- ☐ Siga las pautas. Su médico le dará instrucciones específicas antes de su examen. Estas pautas están destinadas a ayudarlo a limpiar su tracto digestivo para que su médico pueda observar fácilmente los pólipos y otras anomalías, ahorrándole la molestia de tener que regresar para otro informe. Asegúrese de comprender las instrucciones y comuníquese con su médico si tiene alguna pregunta.

- ☐ Organiza tu baño. Obtenga el laxante líquido que le recetó su médico, algunas toallitas medicinales que incluyan vitamina E y aloe, y un humectante calmante para la piel (como vaselina o Aquaphor). Para proteger aún más tu piel, incluso podrías pensar en usar una crema para hemorroides o un ungüento para la dermatitis del pañal antes de la preparación.

☐ Cuida lo que comes. Debe abstenerse de consumir cereales integrales, frutas y verduras crudas, nueces, semillas y carne unos días antes de la cirugía. Más bien, su dieta consistirá principalmente en productos blancos, como frutas y verduras cocidas o enlatadas, junto con pasta, pan y patatas.

☐ Beba líquidos claros. Seguirá una dieta de líquidos claros el día anterior a la prueba; los ejemplos incluyen jugo de manzana, gelatina, refrescos claros, paletas heladas y caldo. Puedes mantenerte hidratado consumiendo muchos líquidos. Simplemente manténgase alejado de cualquier cosa teñida de azul, morado o rojo.

☐ Mejora tu bebida de preparación. A muchas personas les resulta difícil soportar la bebida preparada. Mantenlo frío, bébelo con una pajita y mastica caramelos agrios o con sabor a limón después de cada vaso para enmascarar el sabor y hacerlo más llevadero. También puedes agregar una mezcla de bebida en polvo para darle sabor si la solución aún no tiene sabor (solo asegúrate de que no sea roja, azul o morada). Prueba con un limón. ¿Y si sigues inseguro? Consulte a su médico acerca de la nueva píldora de preparación; Puede que le resulte más fácil tomarlo que la bebida de preparación.

☐ Sigue tu horario. Programar la cita suele ser el aspecto más desafiante de una colonoscopia para los pacientes. Trate de mantener programada su cita de detección, trate de no cancelarla. Tendrás que estar cerca de un baño el día de la preparación. Lo sedarán el día del examen y el medicamento tardará algún tiempo en surtir efecto.

Las colonoscopias generalmente son bien toleradas y seguras. La mayoría de la gente ni siquiera recuerda los pasos. Es fundamental controlar su salud digestiva entre colonoscopias e informarle a su médico si sus hábitos intestinales cambian. Sobre todo, preste atención al sangrado rectal.

Nota: Las colonoscopias se realizan cada diez años en personas sin mayor riesgo de cáncer colorrectal.

Colonografía por TC (colonoscopia virtual)

Una colonoscopia virtual, o colonografía por tomografía computarizada (TC), genera imágenes de todo el colon mediante rayos X y computadoras. El médico puede examinar estas imágenes en la pantalla de una computadora. Aunque normalmente tarda treinta minutos, deberías planificar pasar una hora o más en el hospital.

Para esta prueba, su intestino debe estar vacío. Esto permitirá que el radiólogo observe su recto y colon. El día antes de su prueba, debe usar medicamentos fuertes (laxantes) para limpiar su colon. Alternativamente, es posible que necesites consumir gastrografin, un líquido específico (medio de contraste), en el transcurso de uno o dos días.

Gastrografin es un ejemplo de tinte que contiene yodo. Ayuda a mejorar la claridad de las imágenes escaneadas. Además, tiene propiedades laxantes y puede provocar diarrea.

Si toma laxantes o gastrografin, con frecuencia necesitará vaciar bruscamente los intestinos. Es posible que estés experimentando calambres. Después de tomar gastrografin o los laxantes, es recomendable permanecer en casa unas horas para estar cerca del baño.

También puede ser necesaria una dieta baja en fibra uno o dos días antes de la prueba.

Beba muchos líquidos claros, como agua, té negro o café, calabaza (sin agregar colorante rojo o morado) y sopas claras, para evitar deshidratarse.

Es posible que deba dejar de usar suplementos de hierro u otros medicamentos que le provoquen estreñimiento. Por lo general, los entrega una semana antes del examen.

Si usa anticoagulantes o tiene diabetes, llame al departamento de radiología lo antes posible antes de su visita. Recibirá más pautas a seguir.

Nota: Se realiza una tomografía computarizada cada cinco años.

Métodos de autoevaluación: sepa qué hacer

Cada prueba tiene ventajas e inconvenientes. Discuta con su médico los beneficios y desventajas de cada prueba, así como la frecuencia recomendada de realización de pruebas. Los siguientes factores determinan principalmente la mejor técnica de detección:

- Edad: La prueba de detección adecuada se elige en gran medida en función de su edad. La mayoría de las pautas sugieren comenzar las pruebas de rutina para el cáncer colorrectal a los 45 o 50 años. Sin embargo, es posible que deba comenzar antes si el cáncer colorrectal es hereditario.

- Tus inclinaciones: Piensa en lo cómodo que te sientes utilizando diversas técnicas de detección. Todo el mundo tiene ventajas y desventajas. Por ejemplo, una colonoscopia puede ser bastante exitosa, pero también puede ser dolorosa y necesitar preparación adicional. Aunque no son invasivos, la FOBT y la FIT deben usarse con más regularidad. Para tomar una decisión informada, hable con su profesional de la salud sobre sus preferencias e inquietudes.

☐ Su estado de salud: sus problemas médicos actuales y su salud general pueden influir en la prueba de detección recomendada. Ciertos exámenes, como las colonoscopias, son riesgosos para personas con determinadas afecciones médicas y demanda de anestesia. Encontrar la técnica de detección más segura y eficiente requiere una comunicación honesta sobre su estado de salud con su profesional de la salud.

☐ Sus antecedentes individuales o familiares de pólipos o cáncer colorrectal. En el caso de que padezca un cáncer colorrectal hereditario no polipósico (síndrome de Lynch) o poliposis adenomatosa familiar (PAF).

☐ Las herramientas disponibles para las pruebas y las acciones posteriores: para saber qué pruebas de detección están cubiertas y con qué frecuencia, comuníquese con su proveedor de seguro médico. Esto puede afectar su decisión porque es posible que ciertas pruebas le resulten más asequibles. Seguir un cronograma de detección regular es fundamental, independientemente de la prueba de detección que utilice. Además de recordarle cuándo debe realizarse la próxima prueba, su médico puede ayudarlo a crear un cronograma de detección.

A menudo se necesita la experiencia y el asesoramiento de un equipo de atención multidisciplinario durante el proceso de tratamiento del cáncer de colon. Este grupo de médicos se especializa en el tratamiento del cáncer de colon o recto; sin embargo, cuentan con diversas especialidades médicas. Colaboran para desarrollar una estrategia de tratamiento exitosa hecha especialmente para usted.

Debido a que el cáncer de colon se puede tratar con una variedad de métodos, según su área de especialización, numerosos médicos pueden guiarlo a través de varias opciones de tratamiento. Estos médicos pueden incluir:

i.   Gastroenterólogo: Este es un Especialista en problemas gastrointestinales y digestivos.

ii.   Oncólogo quirúrgico: Es un experto en el tratamiento del cáncer mediante cirugía.

iii.   Cirujano colorrectal: este médico es competente en el tratamiento de trastornos del colon y el recto.

iv.   Oncólogos radioterapeutas: este médico se especializa en destruir las células cancerosas con tratamiento de radiación.

v. Un oncólogo médico: este médico se centra en los tratamientos contra el cáncer, incluida la quimioterapia.

Como parte de su equipo de atención, también podrá reunirse con enfermeras, nutricionistas especializados en la atención del cáncer, farmacéuticos, trabajadores sociales y psicólogos.

Su equipo de atención del cáncer puede tener en cuenta una serie de cosas al crear y personalizar su estrategia de tratamiento.

La importancia del cribado permanente del cáncer colorrectal.

Las pruebas de detección periódicas pueden ayudar a evitar muchos cánceres colorrectales. Los pólipos precancerosos, o crecimientos anormales en el colon o el recto, pueden detectarse mediante pruebas de detección y extirparse antes de que se conviertan en cáncer. El cáncer colorrectal es muy tratable si se detecta a tiempo, lo que hace que la detección sea crucial. Normalmente, el cáncer colorrectal no presenta signos en sus primeras etapas. Es común que los síntomas surjan cuando el cáncer empeora.

Es imposible exagerar la importancia de la detección sistemática del cáncer colorrectal. La detección periódica es esencial por las siguientes razones principales:

- Detección temprana: en sus primeras etapas, el cáncer colorrectal frecuentemente no presenta síntomas. Los exámenes de detección frecuentes pueden detectar pólipos precancerosos o cáncer en sus primeras etapas, cuando es más tratable. Los resultados del tratamiento y las tasas de supervivencia pueden aumentar considerablemente mediante una detección temprana.

- Prevención del cáncer: Ciertos procedimientos de detección, como una colonoscopia, pueden eliminar pólipos precancerosos durante la operación, además de detectar el cáncer, previniendo así el desarrollo del cáncer en primer lugar.

- Reducción de la mortalidad: en los EE. UU., el cáncer colorrectal ocupa el segundo lugar entre las causas más comunes de muertes relacionadas con el cáncer. Los exámenes de detección frecuentes reducen las tasas de mortalidad al detectar el cáncer en una etapa más curable.

- Reducción de tratamientos invasivos: cuando el cáncer se descubre en una etapa avanzada, con frecuencia se necesitan terapias más severas e invasivas que incluyen radiación, quimioterapia y cirugía. Al detectar el cáncer en una etapa más temprana y controlable, los exámenes de detección de rutina pueden ayudar a prevenir la necesidad de estas duras terapias.

☐ Mejor calidad de vida: las personas con cáncer colorrectal pueden tener una mejor calidad de vida como resultado de la detección y el tratamiento tempranos. Puede disminuir el costo físico y mental que conlleva el cáncer avanzado.

☐ Rentable: con el tiempo, las pruebas de detección de cáncer colorrectal de rutina pueden resultar ventajosas desde el punto de vista financiero. El tratamiento temprano del cáncer suele ser menos costoso que el tratamiento del cáncer en etapa avanzada, que con frecuencia requiere procedimientos médicos más importantes.

☐ Evaluación de riesgos personalizada: el cribado hace posible una evaluación de riesgos personalizada. Las pruebas más frecuentes o más tempranas pueden ser beneficiosas para las personas con antecedentes familiares de cáncer colorrectal o factores de riesgo específicos, ya que la detección temprana les ayudará a controlar su perfil de riesgo individual.

☐ Impacto en la salud pública: al reducir la incidencia total del cáncer colorrectal, los exámenes de detección de rutina pueden tener un efecto positivo importante en la salud pública. Puede aliviar la carga de los sistemas sanitarios y reducir los gastos sanitarios.

☐ Comodidad: ser consciente de que está vigilando su salud de manera proactiva con exámenes de detección de rutina puede tranquilizarlo y disminuir la ansiedad que conlleva la preocupación por un cáncer que aún no se ha encontrado.

☐ Fomentar la concientización sobre la salud: las personas que se someten a exámenes de detección de rutina tienen más probabilidades de desempeñar un papel activo en su salud. Aumenta el conocimiento sobre el cáncer colorrectal y destaca el valor de la detección temprana.

CAPÍTULO 6

Opción de tratamiento para el cáncer colorrectal

Para determinar el alcance total de un diagnóstico de cáncer de colon, es posible que se requieran más pruebas. Esto se conoce como la etapa del cáncer. Al desarrollar una estrategia de tratamiento, el equipo médico tiene en cuenta el estadio del cáncer.

Etapas del cáncer colorrectal

Hay cuatro etapas de cáncer de colon: 0 a 4. Las cifras más bajas indican que todo el cáncer está contenido dentro del revestimiento del colon. La etapa 4 indica que el cáncer ha progresado y se ha expandido a varias partes del cuerpo. El cáncer metastásico es el término para el cáncer que se propaga.

Los siguientes están incluidos en el sistema de etapas del cáncer de colon:

Etapa 0: Los profesionales médicos pueden referirse a esto como cáncer in situ. Cuando lo hacen, se refieren a células anormales o potencialmente cancerosas en la capa más interna de la pared del colon, la mucosa.

Etapa I: El cáncer colorrectal en etapa I ha penetrado la pared intestinal pero no se ha expandido a los ganglios linfáticos cercanos ni ha pasado la capa muscular.

Etapa II: El cáncer ha progresado más profundamente en la pared intestinal pero no ha alcanzado ningún ganglio linfático vecino. El cáncer de colon en estadio II puede ser de tres tipos:

Etapa IIA: El cáncer ha penetrado la mayor parte de la pared del colon, pero aún no ha alcanzado la capa exterior.

Estadio IIB: Su pared intestinal ha sido penetrada por el cáncer o se ha trasladado a la capa externa.

Estadio IIC: El cáncer ha progresado hasta un órgano más cercano.

Etapa III: En este momento, sus ganglios linfáticos se han visto afectados por el cáncer de colon. Al igual que el cáncer de colon en etapa II, el cáncer de colon en etapa III se divide en tres subetapas:

Estadio IIIA: De uno a cuatro ganglios linfáticos se han visto afectados por un cáncer que comenzó en la primera o segunda capa de la pared del colon.

Estadio IIIB: Sólo uno a tres ganglios linfáticos se ven afectados, pero el cáncer afecta capas adicionales de la pared del colon. El cáncer de colon en estadio IIIB también se refiere al cáncer que ha progresado a cuatro o más ganglios linfáticos pero que afecta menos capas de la pared del colon.

Estadio IIIC: Cuatro o más ganglios linfáticos y la capa más externa del colon se ven afectados por el cáncer. El cáncer de colon en estadio IIIC también incluye cáncer que ha hecho metástasis en uno o más ganglios linfáticos y un órgano cercano.

Etapa IV: El cáncer ha hecho metástasis o diseminación a diferentes partes del cuerpo, como los ovarios, el hígado o los pulmones:

Etapa IVA: Esta es la etapa en la que el cáncer ha progresado a un solo órgano o a los ganglios linfáticos ubicados a mayor distancia del colon.

Estadio IVB: Más ganglios linfáticos y más de un órgano lejano se han visto afectados por el cáncer.

Estadio IVC: El cáncer afecta el tejido abdominal, los ganglios linfáticos y los órganos distantes.

Tratamiento del cáncer colorrectal

Por lo general, se requiere cirugía como parte del tratamiento del cáncer de colon para extirpar el tumor canceroso. La ubicación y el estadio del cáncer determinarán sus opciones de tratamiento. Al desarrollar un plan de tratamiento, su personal médico también tiene en cuenta su salud general y sus elecciones. Debe considerar cuidadosamente todas sus opciones y equilibrar sus ventajas con las posibles desventajas o riesgos. En este libro aprenderá más sobre las numerosas opciones de tratamiento del cáncer de colon, junto con lo que puede esperar de cada una, lo que le permitirá tomar una decisión informada con su médico sobre cuál es la más adecuada para usted. Pueden utilizar un tratamiento tras otro o en combinación. Varios enfoques para tratar el cáncer de colon incluyen:

Una cirugía

Cuando se trata el cáncer de colon en etapa temprana, la cirugía suele ser el primer paso. El tipo de cirugía a la que se someterá depende del estadio del cáncer, la ubicación del cáncer en el colon y el resultado previsto del procedimiento.

Hay dos tipos de cirugía de cáncer de colon:

i. **Escisión local y polipectomía:** Durante una colonoscopia, se pueden extirpar la mayoría de los pólipos y algunos tumores en etapa 0 y I (células cancerosas de colon en etapa temprana). Durante una colonoscopia, el cirujano utiliza un colonoscopio, que es un tubo largo y flexible con una cámara de video conectada al extremo. El cirujano lo empuja suavemente hacia el colon después de insertarlo en el recto. Durante una colonoscopia, el cirujano puede realizar tanto una escisión local como una polipectomía.

Durante una polipectomía, el cirujano realiza una incisión en la base y extirpa las partes cancerosas del pólipo (que se asemeja al tallo de un hongo).

Un procedimiento de escisión local implica un poco más de trabajo. El cirujano extrae una pequeña cantidad de tejido sano de la pared del colon y pequeñas células cancerosas del revestimiento interior del colon utilizando instrumentos que se ven a través de un colonoscopio.

ii. **Colectomía:** Durante una colectomía, el cirujano puede extirpar el colon total o parcialmente. Además, extirparán los ganglios linfáticos cercanos.

Hay dos formas en que un cirujano puede realizar una colectomía:

a. Una colectomía abierta implica realizar una única y larga incisión en el abdomen para ejecutar el procedimiento.

b. Colectomía asistida por laparoscopia: en este procedimiento, se realizan múltiples incisiones pequeñas mientras se utilizan instrumentos específicos para completar la cirugía. Utilizan un laparoscopio, que es un tubo largo, delgado e iluminado con una cámara diminuta y una luz adjunta en el extremo. Esto le da al cirujano acceso para ver el interior de su abdomen.

Posibles efectos adversos de la cirugía del cáncer colorrectal

El dolor y la molestia en el lugar donde el cirujano hizo la incisión suelen ser efectos secundarios de la cirugía de cáncer de colon.

El estreñimiento o la diarrea después de la cirugía también son posibles efectos secundarios; sin embargo, generalmente desaparecen con el tiempo. Es posible que sienta picazón en el área que rodea el estómago si tiene una colostomía, la irritación es causada por la incisión que hizo el cirujano en la pared abdominal.

Mucha gente necesita volver a entrenar sus intestinos después de la cirugía. Podría llevar algo de tiempo y ayudar a completar esto. En caso de que su función intestinal no esté adecuadamente controlada, debe hablar con su médico.

B. Cuidados paliativos

Los cuidados paliativos son un campo médico especializado que aborda el manejo del dolor y otros síntomas asociados con enfermedades potencialmente mortales. Un equipo interdisciplinario de médicos especialistas brinda cuidados paliativos. Podrán formar parte del equipo médicos, enfermeras y otras personas con formación especializada. Mejorar la vida de quienes padecen enfermedades graves y de sus familias es su principal objetivo.

Los cuidados paliativos son una red de seguridad adicional para los pacientes que reciben terapia contra el cáncer. Los cuidados paliativos con frecuencia se brindan además de cualquier terapia curativa o adicional que pueda estar recibiendo. Los cuidados paliativos pueden ayudar a los pacientes con cáncer a sentirse mejor y sobrevivir más tiempo cuando se combinan con todos los demás tratamientos aprobados.

C. Inmunoterapia

La inmunoterapia es un tratamiento farmacológico que utiliza el sistema inmunológico para combatir el cáncer. Dado que las células cancerosas se esconden del sistema inmunológico para vivir, es posible que el sistema inmunológico de su cuerpo que combate las enfermedades no se dirija al cáncer. Su sistema inmunológico está cegado por las células cancerosas y no puede identificarlas. La inmunoterapia obstruye este proceso. Ayuda a las células del sistema inmunológico a localizar y eliminar las células cancerosas.

Por lo general, la inmunoterapia sólo se utiliza en casos de cáncer de colon avanzado. Su médico podría realizar pruebas en sus células cancerosas para ver qué probabilidad hay de que reaccionen a este tratamiento.

Si se detectan ciertos cambios genéticos en las células del cáncer de colon, el médico puede recomendar medicamentos llamados inhibidores de puntos de control. Estos pueden incluir una cantidad elevada de inestabilidad de microsatélites (MSI-H) o alteraciones en uno de los genes de reparación de errores de coincidencia (MMR). Si la cirugía no puede eliminar su cáncer, si ha hecho metástasis (se ha extendido a otras partes de su cuerpo) o si ha regresado después de la terapia (cáncer recurrente), el médico puede usar estos medicamentos para tratarlo.

Posibles reacciones adversas a la inmunoterapia

Los efectos secundarios de los medicamentos de inmunoterapia podrían incluir:

- náuseas
- Pérdida de apetito
- agotamiento
- Constipación
- Tos
- Picazón/Irritación
- Molestia en las articulaciones

Con menos frecuencia, se producen efectos secundarios más graves, incluida irritación de la piel. Mientras reciben tratamiento, algunas personas pueden tener reacciones autoinmunes o reacciones a la infusión.

D. Quimioterapia

La quimioterapia es un procedimiento médico que consiste en inyectar o tomar medicamentos contra el cáncer por vía intravenosa. La mayoría de las áreas de su cuerpo pueden recibir estos medicamentos ya que ingresan al torrente sanguíneo y se mueven por él.

La quimioterapia es un tratamiento común para el cáncer colorrectal. En las etapas II, III y IV es donde se usa con frecuencia. Aún así, existe desacuerdo entre los especialistas sobre el uso apropiado de la quimioterapia para los tumores colorrectales en estadio II.

El cirujano puede sugerir quimioterapia adyuvante (quimioterapia después de la cirugía) si existen circunstancias particulares que aumentan las posibilidades de que el cáncer regrese.

Durante el curso del tratamiento de su cáncer de colon, su médico puede administrarle quimioterapia en varios intervalos. Por ejemplo, podrían administrar:

- **Quimioterapia adyuvante:** La quimioterapia adyuvante se utiliza después de la cirugía con la intención de eliminar cualquier célula cancerosa que el cirujano haya pasado por alto durante la cirugía porque eran demasiado pequeñas para verlas. Además, se utiliza para erradicar las células cancerosas que podrían haber migrado del cáncer de colon (o rectal) subyacente y quedar incrustadas en otras áreas del cuerpo que son demasiado pequeñas para que el profesional médico las detecte mediante pruebas de imágenes. La quimioterapia adyuvante reducirá la probabilidad de que el cáncer regrese.

- **Quimioterapia neoadyuvante previa a la cirugía:** Este tratamiento tiene como objetivo reducir el tamaño del cáncer para que pueda extirparse más fácilmente. También se puede utilizar con radiación. Por lo general, el cáncer de recto se trata de esta manera.

Cuando el cáncer avanzado se ha diseminado a otros órganos, como el hígado, se puede utilizar quimioterapia para tratarlo.

La quimioterapia ayuda a reducir el tamaño del tumor, aliviando cualquier problema que puedan estar causando. La quimioterapia puede prolongar su vida y mejorar su calidad de vida, pero no siempre será una cura para el cáncer.

Antes de la cirugía, también se puede usar quimioterapia para reducir un tumor grande para que sea más fácil de extirpar.

La quimioterapia también se puede utilizar para tratar los síntomas del cáncer de colon que no pueden tratarse quirúrgicamente o que han migrado a otras partes del cuerpo.

Posibles reacciones adversas a la quimioterapia

Los posibles efectos adversos de la quimioterapia varían según el tipo y la cantidad del tratamiento. Además, dependerá de cuánto tiempo lo recibas.

Los efectos adversos típicos de la quimioterapia pueden incluir:

- vómitos y náuseas
- pérdida de cabello
- Diarrea
- Pérdida de apetito o pérdida de peso.
- Cambios en la piel
- Cambios en las uñas
- ampollas/llagas en la boca
- Los glóbulos rojos de la médula ósea pueden verse potencialmente afectados por la quimioterapia.

La mayoría de los efectos secundarios de la quimioterapia desaparecen gradualmente una vez finalizado el tratamiento. La quimioterapia la administran los médicos en ciclos, con un intervalo de descanso entre ellos para permitir que el cuerpo del paciente se adapte a los efectos secundarios. Los ciclos suelen durar dos o tres semanas, pero el cronograma cambiará según los medicamentos que esté tomando.

E. Radioterapia

La radioterapia utiliza potentes haces de radiación para centrarse en las células cancerosas. Los protones, los rayos X y otras fuentes son posibles fuentes de energía. Dado que este tipo de tumor suele regresar cerca de su sitio original, se utiliza con frecuencia para tratar el cáncer de recto. La radioterapia no es un tratamiento utilizado con frecuencia por los profesionales médicos para el cáncer de colon.

Antes de la cirugía, el tratamiento con radiación puede ayudar a que un cáncer grande se reduzca para que sea más fácil de extirpar. La radioterapia se puede utilizar para tratar síntomas como el malestar cuando la cirugía no es una opción. Algunos pacientes reciben quimioterapia y radioterapia al mismo tiempo. Posibles reacciones adversas a la radioterapia.

Los siguientes son posibles efectos secundarios de la radioterapia:

- Recuperación difícil de la herida si recibe radioterapia antes de la cirugía.
- Irritación de la piel (que podría manifestarse como enrojecimiento, descamación o ampollas) en la región objetivo del haz de radiación.
- Náuseas
- Agotamiento/fatiga
- Los síntomas de la irritación rectal incluyen deposiciones dolorosas, diarrea y sangre en las heces.
- La irritación de la vejiga puede provocar síntomas como ardor al orinar, sangre en la orina o deseo de ir al baño con más frecuencia.
- Incontinencia intestinal o pérdida de heces.
- Adherencias, cicatrices y fibrosis, que hacen que los tejidos de la zona tratada permanezcan juntos.
- Problemas sexuales (molestias vaginales en las mujeres, problemas de erección en los hombres)

Cuando finaliza el tratamiento, la mayoría de los efectos secundarios de la radioterapia deberían desaparecer, pero algunos pueden persistir. Consulte a su médico de inmediato si experimenta algún efecto secundario persistente para que pueda ayudarlo a controlarlo o disminuirlo.

F. Medicación con especificidad

La terapia farmacológica dirigida utiliza medicamentos que se dirigen a compuestos específicos que se encuentran en las células cancerosas. Las células cancerosas pueden destruirse mediante terapias con medicamentos específicos que bloquean estas sustancias. Por lo general, la quimioterapia se administra además de los medicamentos dirigidos. Por lo general, sólo se administran a pacientes con cáncer de colon avanzado.

Posibles consecuencias adversas

Dependiendo del tipo que reciba, la terapia con medicamentos dirigidos puede tener diferentes efectos adversos. Los posibles efectos secundarios incluyen:

- cansancio
- sangrado
- pérdida de apetito
- Cansancio o fatiga excesiva
- Vómitos
- Llagas/ampollas en la boca
- Migrañas
- hipertensión
- Niveles bajos de glóbulos blancos (pueden aumentar el riesgo de infecciones)
- Cansancio

Algunas cosas, como su salud general y cualquier tratamiento previo que haya recibido, determinarán qué régimen debe utilizar. El médico probará un régimen diferente si el primero no funciona.

G. Embolización y ablación

Cuando el cáncer de colon en etapa IV se ha diseminado a múltiples tumores pequeños en el hígado o los pulmones, el cirujano puede optar por extirpar los tumores quirúrgicamente o utilizar métodos alternativos, como la embolización o la ablación, para eliminarlos.

Una vez que el cirujano ha extirpado quirúrgicamente todo el cáncer principal del colon (o recto), puede emplear ablación o embolización para erradicar las células cancerosas menores en otras áreas del cuerpo.

Posibles reacciones adversas a la ablación.

Existen muchos tipos diferentes de métodos de ablación. Cuando un tumor mide menos de 4 cm de ancho, los médicos emplean procedimientos de ablación para eliminarlo en lugar de extirparlo quirúrgicamente.

Los siguientes son posibles efectos adversos de la terapia de ablación:

- Alta temperatura/fiebre

- Dolor de estómago
- Prueba de hígado inusual
- Enfermedad/infección hepática
- Sangrado en la cavidad torácica o el abdomen.

Aunque son poco comunes, pueden ocurrir problemas graves.

Embolización

En el tratamiento de tumores hepáticos, el médico emplea la embolización. Para disminuir o detener el suministro de sangre al tumor, inyectarán un medicamento directamente en una arteria del hígado durante este proceso.

Los siguientes son posibles efectos adversos de la embolización:

- Fiebre
- Náuseas
- Dolor de estómago
- Inflamación de la vesícula biliar.
- enfermedad/infección hepática
- Prueba de hígado inusual
- Coágulos en las principales arterias sanguíneas del hígado.

Por lo general, los pacientes no tienen que permanecer en el hospital para recibir procedimientos de embolización o ablación.

Ensayos clínicos

Dado que cada persona es única, su respuesta a la terapia para el cáncer colorrectal también será única. Siempre que reciba una terapia oportuna y precisa, podrá ser optimista sobre el futuro.

Si bien la mayoría de los pacientes con cáncer de colon no experimentan recurrencia, aproximadamente entre el 35 y el 40 por ciento de los pacientes que se someten a cirugía, ya sea con o sin quimioterapia, pueden experimentar una recurrencia del cáncer dentro de tres a cinco años después del tratamiento.

Es posible que las terapias estandarizadas y de rutina no siempre funcionen.

No obstante, la terapia experimental tiene potencial. Los investigadores utilizan los ensayos clínicos para probar constantemente nuevos enfoques terapéuticos. Por lo general, quienes no participan en el ensayo no pueden acceder a ellos. Muchas personas son optimistas y creen que los tratamientos experimentales valen la pena aunque no haya garantías de que sean útiles.

Los investigadores y profesionales médicos buscan constantemente estrategias más efectivas para controlar el cáncer colorrectal y sus pacientes. Para mejorar la ciencia, los científicos y profesionales de la salud diseñan estudios de investigación (también conocidos como ensayos clínicos) con voluntarios. Todos los medicamentos aprobados por la FDA se han sometido a pruebas de ensayos clínicos.

Todas las etapas y variedades de cáncer colorrectal se tratan mediante ensayos clínicos. Los tratamientos modernos para el cáncer de colon son objeto de numerosos ensayos destinados a determinar su seguridad, eficacia y superioridad potencial sobre los tratamientos existentes. Algunos se concentran en mejorar las terapias actuales.

Los ensayos clínicos evalúan nuevos medicamentos, nuevos regímenes terapéuticos, nuevos enfoques de radiación o cirugía y nuevas combinaciones de tratamientos.

CAPÍTULO 7

Cómo afrontar el diagnóstico o tratamiento del cáncer colorrectal

Cualquier tratamiento contra el cáncer puede tener consecuencias no deseadas o alterar su estado físico y emocional. Incluso aunque reciban el mismo tratamiento para el mismo tipo de cáncer, es posible que las personas no experimenten los mismos efectos secundarios por diversas razones. Debido a esto, puede resultar difícil evaluar cómo se sentirá durante la terapia.

Es común preocuparse por los efectos secundarios cuando está listo para comenzar la terapia contra el cáncer. Dicho esto, es reconfortante saber que su equipo médico hará todo lo posible para minimizar y evitar los efectos adversos. Los cuidados paliativos, también conocidos como cuidados de apoyo, son un componente del tratamiento del cáncer. Independientemente de su edad o la etapa de su enfermedad, es un componente crucial de su enfoque de tratamiento.

Manejo de los efectos secundarios terapéuticos

La etapa del cáncer, la duración y dosis del tratamiento y su salud general son algunas de las variables que afectarán su salud física.

Durante su tratamiento para el cáncer colorrectal, muchos pacientes experimentan dificultades dietéticas (incapacidad para comer).

Hable regularmente con su personal médico sobre lo que está experimentando. Es fundamental notificarles sobre cualquier nuevo efecto adverso o modificación de los efectos secundarios actuales. Pueden encontrar formas de controlar o aliviar sus efectos secundarios para ayudarlo a sentirse más relajado y posiblemente evitar que los efectos secundarios empeoren si son conscientes de cómo se siente.

Mantener un registro de sus efectos secundarios podría ser beneficioso para facilitar las conversaciones sobre cualquier ajuste con su equipo médico. Se sabe que el tratamiento del cáncer tiene graves efectos negativos. La quimioterapia, por ejemplo, puede provocar una disminución del recuento sanguíneo, náuseas e incluso vómitos, además de la caída del cabello. Algunos medicamentos producen hormigueo o dolor en los nervios, mientras que otros provocan erupciones. Los pacientes pueden tener diferentes experiencias y diversos efectos secundarios de los distintos tratamientos contra el cáncer. Es fundamental que los pacientes y los médicos mantengan conversaciones periódicas sobre los síntomas particulares del paciente para que el plan de tratamiento pueda modificarse y ayudar al paciente a sentirse mejor.

Una vez finalizado el tratamiento, ocasionalmente pueden persistir los efectos adversos. Los médicos se refieren a esto como efectos secundarios crónicos. Los efectos tardíos son efectos secundarios que se manifiestan meses o años después del inicio del tratamiento. Uno de los aspectos más cruciales de la atención de supervivencia es el manejo de los efectos tardíos y a largo plazo.

Manejo de las consecuencias sociales y emocionales del diagnóstico de cáncer colorrectal

Recibir un diagnóstico de cáncer puede tener repercusiones sociales y emocionales. Esto podría implicar controlar su nivel de estrés o lidiar con una variedad de emociones, incluida la ira, la preocupación y el dolor. A las personas a veces les resulta difícil decirles a sus seres queridos cómo se sienten realmente. Ciertas personas han descubierto que hablar con un consejero o un trabajador social de oncología puede ayudarles a encontrar mejores mecanismos de afrontamiento e iniciar conversaciones sobre el cáncer.

Métodos como el yoga, la atención plena y la meditación pueden ayudar a reducir el estrés y mejorar la salud emocional. Puedes incluir estas técnicas en tu rutina diaria para ayudarte a relajarte.

Durante el tratamiento, puede mejorar su bienestar general y aumentar sus niveles de energía siguiendo las recomendaciones de su equipo de atención médica sobre llevar una dieta nutritiva y hacer ejercicio frecuente.

Es normal querer retirarse, pero haga un esfuerzo por mantenerse en contacto con los demás. Participar en actividades agradables y relacionarse con sus seres queridos puede tener un impacto emocional positivo.

Reconozca que vivir con cáncer colorrectal es un proceso continuo. Establezca objetivos razonables para usted y reconozca las victorias menores a lo largo del camino. Preste atención a lo que puede gestionar y ajustar cuando las circunstancias cambien.

Vivir como sobreviviente de cáncer colorrectal

El tratamiento del cáncer colorrectal puede erradicar la enfermedad en muchos casos. La finalización del tratamiento puede ser emocionante y preocupante al mismo tiempo. Aunque esté feliz de que su tratamiento haya terminado, puede resultarle difícil dejar de preocuparse de que el cáncer regrese. Tener cáncer es una causa común de esto.

Es posible que algunas personas nunca se recuperen completamente del cáncer colorrectal. En un esfuerzo por mantener el cáncer bajo control durante el mayor tiempo posible, algunos pacientes pueden recibir quimioterapia, radioterapia u otros tratamientos con regularidad. Puede resultar desafiante y extremadamente frustrante descubrir cómo vivir con un cáncer que no mejora.

Plan de atención de supervivencia

Discuta la creación de un plan para su atención de supervivencia con su médico. Esta estrategia puede consistir en:

- Un itinerario recomendado para exámenes y pruebas adicionales.

- una lista de posibles efectos secundarios a largo plazo o tardíos de su medicamento, junto con señales de advertencia y cuándo llamar a su médico.

- Un cronograma de exámenes adicionales que puedas necesitar en el futuro, como pruebas de detección de cánceres distintos al de mama o pruebas de detección temprana.

- Consejos sobre cómo hacer ajustes en su dieta y ejercicio físico que pueden ayudarlo a sentirse mejor y potencialmente reducir la probabilidad de que el cáncer regrese.

- Recordatorios para programar chequeos regulares con su médico de atención primaria (PCP), quien supervisará todos los aspectos de su atención médica general, incluidos los exámenes de detección de cáncer necesarios.

Seguimiento poscáncer colorrectal

Una vez finalizado su tratamiento, probablemente visitará a su médico durante muchos años. Asistir a todas sus citas de seguimiento es fundamental. Sus médicos le preguntarán sobre cualquier problema que pueda tener en estas citas y es posible que realicen exámenes, pruebas de laboratorio o pruebas de imágenes para detectar efectos secundarios de la terapia o síntomas de regreso del cáncer.

El estadio de su tumor y la probabilidad de que regrese influirán en la frecuencia con la que deberá realizarse pruebas y citas de seguimiento.

Casi cualquier tratamiento contra el cáncer puede tener consecuencias adversas. Si bien algunos pueden desaparecer después de unos días o semanas, otros pueden persistir por un período muy prolongado. Es posible que algunos efectos adversos se manifiesten años después de completar el tratamiento. Debe discutir cualquier cambio, problema o inquietud que tenga con su médico durante sus citas, así como cualquier pregunta que pueda tener.

Visitas y pruebas al médico

Muchos médicos le recomendarán que se someta a un examen físico y a algunas de las pruebas que se indican a continuación cada tres a seis meses durante los primeros años después de la cirugía, y luego aproximadamente cada seis meses durante los años siguientes, si no hay síntomas persistentes de cáncer. Esto puede ser menos común en quienes han recibido tratamiento para cánceres en etapa temprana.

Colonoscopia

En términos generales, su médico le recomendará una colonoscopia aproximadamente un año después de la cirugía. La mayoría de las personas no necesitarán otro hasta dentro de tres años si los resultados son saludables. Los exámenes futuros a menudo se pueden programar aproximadamente cada cinco años si los resultados de los exámenes son normales. Es posible que sea necesario realizar la prueba con más frecuencia si la colonoscopia revela regiones anormales o pólipos.

Protoscopia

En el caso de que su cáncer de recto se haya extirpado mediante escisión transanal (a través del ano), su médico probablemente le recomendará hacerse una proctoscopia aproximadamente cada tres a seis meses durante los primeros años después de la cirugía, y luego aproximadamente cada seis meses durante los siguientes. pocos años. Esto le permite al médico examinar de cerca la región donde estaba el cáncer para determinar si el cáncer puede estar recayendo.

Exámenes de imágenes

La etapa de su cáncer, además de las variables, determinará la probabilidad de que su médico sugiera pruebas de imágenes. Para las personas con una mayor probabilidad de recurrencia, particularmente en los primeros años después del tratamiento, las tomografías computarizadas se pueden realizar con frecuencia, por ejemplo, una vez cada seis meses a un año. Durante los primeros años después de la extirpación de tumores de hígado o pulmón, los pacientes pueden someterse a exploraciones cada tres a seis meses.

Análisis de sangre para marcadores tumorales

Una sustancia química conocida como marcador tumoral llamada antígeno carcinoembrionario (CEA) está presente en la sangre de ciertos pacientes con cáncer colorrectal. Antes de comenzar el tratamiento, los médicos utilizan un análisis de sangre para medir los niveles de este marcador.

En su cita de seguimiento, que generalmente se programa cada 3 a 6 meses durante los primeros años después del tratamiento y luego aproximadamente cada 6 meses durante los siguientes años, se puede examinar nuevamente si inicialmente estaba alto y luego bajó. a la normalidad después de la cirugía. Si el nivel de CEA aumenta una vez más, puede indicar que el cáncer ha regresado. Para determinar la ubicación de la recurrencia se pueden realizar pruebas de imagen o colonoscopias.

Es poco probable que los niveles de marcadores tumorales sean útiles como predictor de recurrencia si no estaban elevados en el momento en que se descubrió el cáncer por primera vez.

CAPÍTULO 8

Prevención del cáncer colorrectal y modificaciones del estilo de vida

A partir de los 45 años, los exámenes frecuentes de detección de cáncer colorrectal son el método más eficaz para reducir las posibilidades de desarrollar la enfermedad.

La mayoría de los tumores colorrectales comienzan como crecimientos anormales llamados pólipos precancerosos en el colon o el recto. Pueden pasar años antes de que se forme un cáncer invasivo en el colon debido a la presencia de dichos pólipos. En las primeras etapas, es posible que ni siquiera muestren ningún síntoma.

Los pólipos precancerosos pueden identificarse mediante pruebas de detección del cáncer colorrectal y extirparse antes de que se conviertan en cáncer. De esta forma se evita el cáncer colorrectal. Además, las pruebas de detección pueden detectar el cáncer colorrectal en una fase temprana, cuando la terapia es más eficaz.

Las estrategias adicionales para evitar el cáncer colorrectal incluyen:

Una dieta

- **Limite su consumo de carnes rojas y procesadas:** Los estudios han demostrado que el riesgo de cáncer colorrectal aumenta en un 18% por cada dos rebanadas (50 gramos) de carne procesada que se consumen diariamente. El consumo de carne roja aumenta el riesgo de cáncer colorrectal en un 12% por cada 100 gramos. Por esta razón, es mucho mejor sustituir las comidas con pollo, pescado y frijoles por carnes rojas y procesadas.

- **Consumir dietas saludables:** Consuma una variedad de frutas, verduras y cereales integrales como parte de una dieta nutritiva. Los minerales, la fibra, las vitaminas y los antioxidantes que se encuentran en las frutas, las verduras y los cereales integrales pueden ayudar a prevenir el cáncer. Consumir una dieta compuesta por frutas, verduras y cereales integrales es de gran ayuda para prevenir el cáncer. Esto es el resultado de su alto contenido en fibra, vitaminas, minerales y antioxidantes.

  Elija una variedad de frutas y verduras para asegurarse de obtener una variedad de minerales y vitaminas.

- **Mayor consumo de fibra:** El consumo de fibra debe aumentarse porque las investigaciones han revelado que el consumo de fibra reduce considerablemente el riesgo de algunos tipos de cáncer de colon. Los estudios han indicado que un aumento de cinco gramos de fibra consumidos diariamente puede reducir la tasa de mortalidad por cáncer de colon en un 18%.

□ **Reconoce tus grasas:** Los alimentos que comemos incluyen grasas tanto "buenas" como "malas". El cáncer de colon se puede prevenir en parte con las grasas poliinsaturadas omega-3, que se encuentran en las nueces, las semillas y una variedad de mariscos. Reducen las células de cáncer de colon al reducir la inflamación y afectar favorablemente la señalización hormonal. Se están realizando amplios estudios controlados aleatorios para determinar el impacto preciso y la dosis necesaria.

Además, mantener un peso corporal saludable reduce las posibilidades de padecer cáncer de colon, que es otro beneficio de los omega-3.

Por el contrario, puede existir una correlación positiva entre las grasas saturadas y la aparición de cáncer de colon. platos como la mantequilla, el helado, las carnes rojas y los platos fritos incluyen estas grasas.

□ **Considere la vitamina D:** Los niveles inadecuados de esta vitamina prevalecen en los EE. UU. y se han relacionado con un aumento en la incidencia del cáncer de colon. Puede mantener sus niveles dentro de un rango saludable tomando un poco de sol todos los días y consumiendo alimentos ricos en vitamina D, como huevos, salmón y leches vegetales fortificadas con vitamina D.

Las personas entre 1 y 70 años deben tomar 600 UI de vitamina D al día: los bebés menores de un año, 400 UI y las personas mayores de 70 años, 800 UI.

B. Decisiones saludables

Según determinadas investigaciones, las personas pueden reducir sus posibilidades de contraer cáncer colorrectal haciendo lo siguiente:

- **Realizar o aumentar la actividad física:** Haga un esfuerzo por hacer ejercicio durante al menos media hora la mayoría de los días. Si no ha hecho ejercicio, comience con cautela y aumente a 30 minutos con el tiempo.

  Puede reducir su riesgo de cáncer de colon hasta en un 25% integrando caminatas diarias, jardinería, sesiones de gimnasio u otras formas de ejercicio en su régimen. Las personas que hacen ejercicio con regularidad también tienen menos posibilidades de morir después de recibir un diagnóstico.

  Además, consulte a un experto médico antes de comenzar un régimen de ejercicio.

- **Mantener un peso saludable:** Es fundamental conservar un físico adecuado porque la obesidad aumenta el riesgo de cáncer de colon. Si su peso está dentro de un rango saludable, trate de mantenerlo comiendo bien y haciendo ejercicio todos los días. Inicie un régimen de ejercicio si tiene sobrepeso para perder peso y controlar su ingesta calórica.

Consulte con su personal médico sobre métodos seguros para lograr su objetivo. Reduzca su ingesta de calorías y aumente su actividad física para perder peso gradualmente.

☐ **Restringir el consumo de alcohol:** El análisis de la investigación mostró que el consumo elevado versus bajo de alcohol elevaba el riesgo de cáncer de colon en un 15%. El alcohol destruye las células, altera las respuestas hormonales e interfiere con la absorción de nutrientes y el peso. El mejor curso de acción es abstenerse de consumir alcohol por completo o, si es necesario, limitar su consumo a no más de una bebida para las mujeres y dos para los hombres por día.

☐ **Evite o deje de fumar:** De todos los factores de la enfermedad, fumar parece tener la correlación más fuerte con el cáncer de colon. También es la acción que aumenta el riesgo en mayor medida. En comparación con los no fumadores, los fumadores tienen un 50% más de riesgo de sufrir cáncer de colon.

El único método que tienen los fumadores para reducir su vulnerabilidad al riesgo es dejarlo por completo. Podría ser difícil, así que piense en hablar sobre medicamentos o consultar con su médico.

Sugerencias dietéticas para prevenir el cáncer colorrectal.

Su dieta y bebidas pueden ser medidas preventivas eficaces contra el cáncer colorrectal. La salud intestinal es un factor importante en la salud del colon y del recto, y puede mejorarse con una dieta regular rica en nutrientes.

Considere la comida como medicina; Al elegir sabiamente sus alimentos, puede brindarle a su cuerpo la nutrición que necesita para prevenir o combatir las células cancerosas. Algunos alimentos a incluir en tus dietas son:

Frutas cautivadoras: Las frutas son una gran fuente de fibra, antioxidantes y fitoquímicos, todos los cuales reducen el riesgo de cáncer de colon y otros problemas digestivos. Las frutas como manzanas, arándanos, melones, mangos, naranjas, pomelos, cerezas, col lombarda y peras son algunas opciones deliciosas y saludables.

Nueces: Las nueces, ricas en fibra, antioxidantes y ácidos grasos saludables, ayudan a reducir el riesgo de cáncer de colon y diabetes tipo 2. Los frutos secos (almendras, anacardos, avellanas, nueces pecanas, pistachos, linaza, nueces y nueces de macadamia) son las mejores opciones.

Verduras sin almidón: Una variedad de vegetales son ricos en fibra, vitaminas, minerales y fitoquímicos que mejoran la salud. Por otro lado, consumir demasiadas verduras con almidón, como patatas, maíz y guisantes, puede aumentar el riesgo de padecer diabetes tipo 2, una afección peligrosa que también aumenta el riesgo de cáncer de colon. Como resultado, es aconsejable concentrarse en verduras sin almidón, como la col rizada, el bok choy, las legumbres, los tomates, la lechuga, las espinacas, el apio, los pepinos, el brócoli, el repollo, las coles de Bruselas, el edamame, las zanahorias y la coliflor.

Legumbres y frijoles: Las legumbres y los frijoles, como la soja, las lentejas, los frijoles negros, los frijoles rojos, los garbanzos/garbanzos, los frijoles rojos y los frijoles pintos, son una gran fuente de proteínas, fibra y vitaminas B y E. Las legumbres y los frijoles no solo reducen el riesgo de cáncer de colon pero también reducen el azúcar y el colesterol en la sangre.

Pescado fresco: Una dieta rica en ácidos grasos omega-3 puede ayudar a reducir la inflamación en todo el cuerpo. Ejemplos de estos pescados son el arenque, la caballa, el salmón, las sardinas y el atún. Esto es importante porque la inflamación continua se ha relacionado con numerosos cánceres, incluido el cáncer de colon, al provocar un recambio celular constante.

Carne blanca: El crecimiento de los tejidos y el desarrollo de los músculos dependen de un suministro adecuado de proteínas. Pero hay pruebas claras que vinculan las carnes rojas y procesadas (como el pepperoni, las salchichas, el cordero y los embutidos) con un mayor riesgo de cáncer de colon. Las carnes blancas, incluido el pollo y el pavo magros o sin piel, el tofu y los huevos, son sustitutos más saludables.

Granos completos: Los cereales integrales combinan bien con pescado fresco, carnes blancas y huevos, ya que están llenos de fibra. El arroz integral, las tortillas, la avena, la quinua y la cebada son las opciones más saludables.

Diario: Pruebe opciones con bajo contenido de grasas saturadas, como leche desnatada, queso bajo en grasa y alternativas a los lácteos (alimentos a base de soja y leches de frutos secos).

Bebidas: seleccione bebidas que no tengan azúcar agregada como agua, té verde, café y té blanco.

Prevención del cáncer colorrectal en personas con alto riesgo.

Ciertos medicamentos pueden reducir el riesgo de cáncer de colon o pólipos. Por ejemplo, existe evidencia de que el uso frecuente de aspirina o medicamentos similares a la aspirina reduce la incidencia de pólipos y cáncer de colon. Sin embargo, no está claro cuánto y durante cuánto tiempo se necesitaría para reducir el riesgo de cáncer de colon. El uso diario de aspirina conlleva ciertos riesgos, como hemorragias en el tracto digestivo y úlceras.

Estas opciones suelen estar limitadas a quienes tienen un alto riesgo de desarrollar cáncer de colon. No hay evidencia suficiente que respalde la recomendación de estos medicamentos para quienes tienen un riesgo promedio de cáncer de colon.

Hable con su equipo médico sobre sus factores de riesgo si tiene un riesgo mayor que el promedio de sufrir cáncer de colon para ver si tomar medicamentos preventivos es seguro para usted.

Mezclas aromáticas para prevenir el cáncer colorrectal

Los estudios indican que los fitoquímicos presentes en especias como la canela, el jengibre, el ajo, la cúrcuma y la pimienta de

Jamaica pueden tener propiedades anticancerígenas. Al cocinar, agregue estas especias a su comida para que sea más saludable. Recuerda que una pizca o una cucharadita de especias tiene el poder de cambiar por completo un plato. Las especias incluyen:

Cúrcuma: La curcumina, el ingrediente que le da el color amarillo a la cúrcuma, es la responsable de convertirla en una de las especias con propiedades anticancerígenas más investigadas. Los estudios realizados in vitro (en tubos de ensayo) sugieren que la curcumina puede tener propiedades quimiopreventivas. Si bien puede interactuar con muchos medicamentos de quimioterapia y aumentar el riesgo de hemorragia debido a sus cualidades antiplaquetarias, existe cierta evidencia preliminar de que puede tener algún uso clínico en ciertas personas con cánceres de cabeza y cuello, cáncer de próstata o cánceres gastrointestinales. Esta especia de sabor suave se usa comúnmente en mezclas para curry indio. Además, combina muy bien con arroces, verduras y huevos.

Ajo: El ajo tiene varios fitoconstituyentes, pero algunos tienen potentes propiedades anticancerígenas, como SAC, alicina, DAS, SAMC, DATS y DADS.

Debido a sus numerosos objetivos y su baja toxicidad, se ha demostrado que algunos metabolitos activos del ajo son cruciales en la muerte de las células cancerosas. Los estudios han demostrado que consumir grandes cantidades de ajo puede reducir la incidencia del cáncer colorrectal, probablemente debido a las sustancias químicas que incluyen azufre. Triture o pique el ajo fresco y déjelo a un lado para que genere alicina durante cinco a diez minutos antes de cocinarlo. El sabor de frijoles, verduras, carnes, guisos y salsas se realza con una pequeña cantidad de ajo.

Jengibre: Cuando se utiliza como tratamiento contra el cáncer, se cree que el jengibre es 10.000 veces más potente que la quimioterapia. Es un antioxidante natural que combate el cáncer. Además de ayudar a matar las células cancerosas, los ingredientes activos 6-gingerol y 6-shogaol tienen cualidades anticancerígenas contra el tracto gastrointestinal. En la raíz de jengibre se encuentran diversas sustancias potentes, como el gingerol. Los gingeroles se transforman en otras sustancias con propiedades antiinflamatorias y antioxidantes cuando se calientan o se secan. El jengibre tiene un aroma fuerte y sabe muy bien en productos horneados, té, sopas y salteados.

Pimienta de Jamaica: Las bayas secas de un árbol sudamericano son la fuente de la pimienta de Jamaica. Al contrario de su nombre, no se trata de una mezcla de especias. La pimienta de Jamaica contiene una gran cantidad de fitoquímicos, ácido fenólico y flavonoides. Las investigaciones indican que altas concentraciones de pimienta de Jamaica pueden ayudar a prevenir el crecimiento del cáncer. La pimienta de Jamaica se ganó su nombre porque sabe a una mezcla de nuez moscada, clavo y canela.

Canela: La corteza seca de los árboles es la fuente de la canela. Viene en forma de polvo o en barras de corteza rizada. Los estudios en el laboratorio se han concentrado en los efectos anticancerígenos de su ingrediente principal, el canelaaldehído. Esta especia adaptable, que se utiliza con mayor frecuencia para hornear, sabe bien tanto en recetas saladas como dulces. Se han investigado exhaustivamente los posibles beneficios de la canela para el tratamiento y la prevención del cáncer. En general, la investigación que indica que los extractos de canela pueden prevenir el cáncer se limita a experimentos realizados en animales y en tubos de ensayo. Prueba a añadir sabor a guisos o bebidas con las ramitas de canela. La versión en polvo realza el sabor.

CAPÍTULO 9

Cáncer y estrés

La supervivencia, el diagnóstico y el tratamiento del cáncer pueden ser extremadamente agotadores. Se ha demostrado que el estrés influye en la formación, extensión y metástasis de los tumores. Aunque otras vías inmunoindependientes también desempeñan un papel importante en la mediación de los efectos del estrés en el cáncer, el sistema inmunológico es un mediador clave en cómo el estrés influye en el desarrollo del cáncer.

La respuesta biológica al estrés, que incluye la liberación de sustancias en el sistema circulatorio y localmente dentro de los tejidos centrales y periféricos, es la forma en que un factor estresante podría afectar el cuerpo del evento cerebral. Los estudios han indicado que el estrés podría tener un efecto adverso sobre los problemas de salud generales. El estrés puede provocar problemas de salud mental y repercutir en la adopción de conductas nocivas.

Las investigaciones indican que las personas con estrés prolongado suelen ser más propensas a presentar síntomas de ansiedad, depresión, atracones o comer en exceso y a llevar vidas improductivas. El estrés prolongado puede incluso provocar síntomas corporales como cansancio, dolores de cabeza e insomnio. Esto no sólo es potencialmente dañino, sino que una nueva investigación también indica que el estrés puede contribuir al desarrollo del cáncer. El estrés crónico, también conocido como estrés a largo plazo, puede alterar físicamente el cuerpo. El estrés crónico podría afectar la capacidad de un tumor para crecer y propagarse, aunque no se ha demostrado que aumente el riesgo de cáncer. La liberación de norepinefrina probablemente sea parcialmente culpable de esto. Una hormona relacionada con el estrés es la norepinefrina.

Estrategias de reducción del estrés

La actividad física en casi cualquier forma puede aliviar el estrés. El ejercicio es una excelente manera de descomprimirse, incluso si no eres atlético o no estás en buena condición física.

Las endorfinas que te hacen sentir bien y otras sustancias químicas cerebrales naturales que mejoran tu sensación de bienestar pueden aumentar mediante la actividad física. Reenfocar tu mente en las actividades de tu cuerpo es otro beneficio del ejercicio. Su actitud puede mejorar y las molestias del día pueden disminuir con este reenfoque. Así que muévete y haz cualquier cosa, como salir a caminar, trotar, trabajar en tu jardín, limpiar tu casa, andar en bicicleta, nadar, levantar pesas o pasar la aspiradora.

1. Busque un ángulo humorístico.

Los investigadores han descubierto que la risa libera endorfinas, al igual que el ejercicio. Un buen sentido del humor no es la panacea para todos los problemas. Incluso si tienes que fingir una risa a pesar de tu mal humor, esto puede hacerte sentir mejor. Reír ayuda a aliviar el agotamiento mental. También induce cambios físicos positivos en el cuerpo. Reír hace que su reacción de estrés estalle y luego disminuya. Cuando se trata de aliviar el estrés, puede resultar útil salir con los amigos más tontos o perderse en YouTube. Por lo tanto, disfrute de una lectura o narración alegre, de ver cómics o de pasar tiempo con sus divertidos amigos.

2. Practica la meditación

Silencias el flujo caótico de pensamientos que podrían estar desbordando tu cabeza y provocándote estrés durante la meditación. Un estado de equilibrio, tranquilidad y quietud que puedes lograr a través de la meditación puede beneficiar tu salud general así como tu salud mental. Podemos mejorar nuestro bienestar a través de la meditación.

En cualquier lugar y en cualquier momento, puedes participar en meditación guiada, visualización guiada, atención plena, visualización y otros tipos de meditación. Puedes meditar, por ejemplo, mientras das un paseo, tomas el autobús para ir al trabajo o mientras esperas en el consultorio del médico. También puedes practicar la respiración profunda en cualquier lugar.

3. Interactuar con otras personas.

Podría ser una buena idea aislarse cuando esté molesto y ansioso. En su lugar, establezca relaciones sociales y póngase en contacto con sus seres queridos. Un solo amigo que te apoye puede tener un impacto significativo.

La interacción social puede ayudarle a afrontar los altibajos de la vida, brindarle apoyo y funcionar como una distracción, todo lo cual puede ser eficaz para aliviar el estrés.

¿Tienes tiempo extra? Para ayudar a los demás y a usted mismo al mismo tiempo, considere ofrecerse como voluntario en una organización benéfica.

4. Sea asertivo.

Incluso si sería bueno hacer todo, esto implica un costo. Es posible que controle mejor su lista de tareas pendientes y sus niveles de estrés si desarrolla la capacidad de decir no y está dispuesto a delegar. En la búsqueda del bienestar, los límites saludables son cruciales. Todo el mundo tiene límites, tanto emocionales como físicos.

Aceptar puede parecer la solución sencilla para mantener la armonía, evitar confrontaciones y completar la tarea en cuestión. En cambio, debido a que sus necesidades y las de su familia pasan a segundo plano, podría generar un conflicto interno en usted. Ponerse en último lugar puede generar tensión, rabia, amargura e incluso el deseo de represalias. Y esa no es una respuesta muy serena y serena. Recuerda que tú eres lo primero.

5. Practica yoga.

El yoga es una forma popular de reducir el estrés debido a su secuencia de posturas y técnicas de respiración. El yoga combina prácticas físicas y mentales que podrían ayudarte a lograr la armonía del cuerpo y la mente. Puedes reducir la tensión y la ansiedad practicando yoga.

Tome una clase o pruebe el yoga por su cuenta; Las clases están disponibles en todas partes. Particularmente debido a sus posturas más suaves y su ritmo más lento, el hatha yoga es una excelente manera de liberar tensiones.

6. Descanse lo suficiente.

La ansiedad puede dificultarle conciliar el sueño. La calidad de su sueño podría verse afectada negativamente si tiene mucho que hacer y demasiadas cosas en la cabeza. Sin embargo, dormir es cuando tu cuerpo y tu mente se regeneran.

Su actitud, nivel de energía, capacidad de concentración y funcionamiento general pueden verse afectados por qué tan bien y cuánto tiempo duerme. Asegúrese de tener un ritual pacífico y relajante a la hora de acostarse si tiene dificultades para conciliar el sueño. Considere mantener una rutina, guardar los teléfonos y iPads, asegurarse de que su lugar para dormir sea frío, oscuro y silencioso, y escuchar música relajante.

7. Observar el diario

Las emociones reprimidas a veces pueden liberarse escribiendo sus pensamientos y sentimientos. Deja que suceda sin premeditar qué escribir. Anota todo lo que se te ocurra. Nadie más tiene que leerlo. Por lo tanto, no se esfuerce por lograr una ortografía o puntuación impecables.

Escriba sus ideas o simplemente colóquelas en la pantalla de la computadora. Cuando haya terminado, puede eliminar lo que escribió o conservarlo para considerarlo más adelante.

8. Sea inventivo y melódico.

Reproducir o escuchar música puede ayudarte a descomprimirte. Puede aliviar la tensión en los músculos, distraer la mente y reducir las sustancias químicas del estrés. Sube el volumen y deja que la canción te absorba por completo.

Si no te interesa la música, concéntrate en otro pasatiempo que te guste. Intente coser, hacer jardinería, leer o dibujar, por ejemplo. Pruebe también cualquier cosa que le obligue a concentrarse en lo que está haciendo en lugar de en lo que cree que debería estar haciendo.

9. Discútelo.

El estrés tiene la capacidad de convertir un grano de arena en montañas. El manejo del estrés puede ser particularmente desafiante cuando el cerebro está sobrecargado. Intente comentarlo con un amigo cercano o incluso frente al espejo. Abrirse a los pensamientos desagradables puede ayudar a que el cerebro los procese adecuadamente.

10. Dale algo de tiempo a tus cosas favoritas.

Los pasatiempos pueden ayudar a las personas a descomprimirse, ya sea que su estrés se deba a cómo manejar cambios en sus vidas o a que se sienten sobrecargados. Un método sencillo para practicar el amor propio y ayudar al cuerpo a reducir el estrés es dedicar tiempo a sus actividades favoritas.

Si las técnicas de cuidado personal no le ayudan a descomprimirse o si le resulta difícil manejar nuevas presiones, es posible que desee considerar la terapia o el asesoramiento. Además, buscar terapia podría ser una buena decisión si se siente impotente o estancado. Si se preocupa mucho, no puede mantener los horarios diarios o no cumple con sus obligaciones en el trabajo, el hogar o la escuela, es posible que también desee considerar la posibilidad de recibir asesoramiento.

Puede adquirir nuevos mecanismos de afrontamiento e identificar las raíces de su estrés con la ayuda de consejeros o terapeutas autorizados.

CAPÍTULO 10

CONCLUSIÓN

Brooke aprendió a los 50 años que el cáncer colorrectal era algo grave y algo que podía superar con fuerza de voluntad, aliento y un renovado sentido de propósito. Incluso los más sanos entre nosotros necesitan ocasionalmente prestar atención a los susurros de los obstáculos imprevistos de la vida, como le recordó a su comunidad mientras cuidaba su jardín.

Collins decidió dedicar su vida a crear conciencia sobre el cáncer colorrectal después de sentirse conmovido por su experiencia personal y la comodidad que brinda la detección temprana. Trabajó como voluntario para organizaciones vecinales contra el cáncer, contando su experiencia en escuelas y reuniones comunitarias e inspirando a otros a tomar posesión de su salud y enfrentar su historia familiar.

El compromiso de Collins de realizar proyecciones frecuentes ha dado sus frutos con el tiempo. No sólo le ayudó a mantener una buena salud, sino que también le dio a su familia un rayo de esperanza y resiliencia. Con el conocimiento de que la detección y la atención tempranas podrían cambiar su futuro, el legado genético del cáncer colorrectal ya no parecía insuperable.

La historia de Collins llegó a representar una dedicación inquebrantable a la salud y la eficacia de la detección temprana y la prevención. Era un ejemplo viviente de cómo tratar seriamente el cáncer colorrectal puede marcar una gran diferencia, incluso frente al riesgo hereditario. Mark se transformó en un defensor de la salud, allanando el camino hacia un futuro mejor y libre de cáncer en una familia que anteriormente había estado plagada de esta enfermedad.

El cáncer colorrectal no es una sentencia de muerte. No es un juicio impuesto sobre ti. Aunque es una lucha, podemos superarla juntos. Usted ha aprendido el valor de la prevención y la fuerza de la detección temprana a lo largo de estas páginas. Ahora sabes que actuar puede ser la mejor manera de combatir esta enfermedad y que el conocimiento es tu herramienta más poderosa.

Puede reducir significativamente sus posibilidades de desarrollar cáncer colorrectal si toma decisiones informadas. Puede lograr exámenes de detección periódicos, manejo del estrés, ejercicio y una dieta nutritiva. Eres el creador de tu futuro y el defensor de tu salud. En esta lucha, tus amigos y familiares son tus aliados.

Al guardar este libro, tenga en cuenta que la prevención requiere toda una vida de dedicación. Cumpla con los exámenes de detección, lleve un estilo de vida saludable y promueva la concientización entre los miembros de sus grupos sociales. Da lo que has aprendido a los demás; el conocimiento es realmente poder.

Aunque nuestro viaje juntos llega a su fin aquí en estas páginas, su camino hacia un futuro más saludable y libre de cáncer apenas está comenzando. Enfrente este problema con confianza, sabiendo que tiene los medios y la experiencia para proteger a sus seres queridos y a usted mismo. Asume la responsabilidad de tu bienestar y colaboremos para crear un futuro en el que el cáncer colorrectal sea cosa del pasado.

Su compromiso con la prevención es un rayo de optimismo y una garantía de tiempos mejores y más saludables por venir.

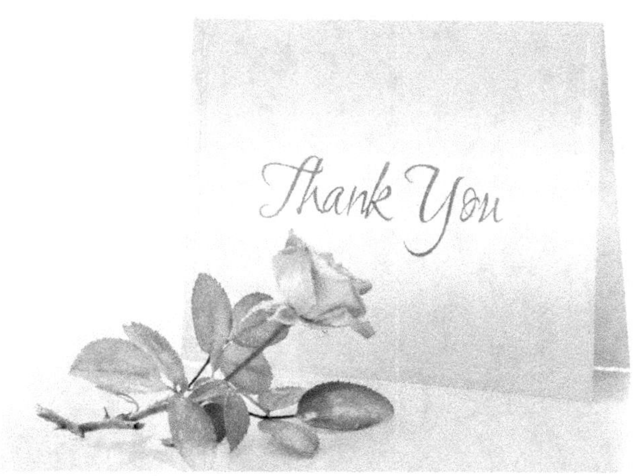
Thank You

9 798332 798030